临床护理
实践指引

LINCHUANG HULI SHIJIAN ZHIYIN

吴旭友　王奋红　武　烈　主编

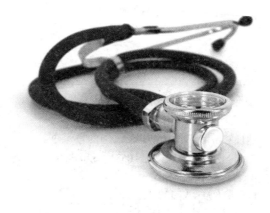

山东科学技术出版社
·济南·

图书在版编目（CIP）数据

临床护理实践指引 / 吴旭友，王奋红，武烈主编.— 济南：山东科学技术出版社，2021.8

ISBN 978-7-5723-0992-2

Ⅰ.①临… Ⅱ.①吴… ②王… ③武… Ⅲ.①护理学 Ⅳ.①R47

中国版本图书馆CIP数据核字（2021）第160821号

临床护理实践指引
LINCHUANG HULI SHIJIAN ZHIYIN

责任编辑：孙雅臻

装帧设计：孙　佳

主管单位：山东出版传媒股份有限公司

出 版 者：山东科学技术出版社
　　　　　　地址：济南市市中区英雄山路189号
　　　　　　邮编：250002　电话：（0531）82098088
　　　　　　网址：www.lkj.com.cn
　　　　　　电子邮件：sdkj@sdcbcm.com

发 行 者：山东科学技术出版社
　　　　　　地址：济南市市中区英雄山路189号
　　　　　　邮编：250002　电话：（0531）82098071

印 刷 者：济南普林达印务有限公司
　　　　　　地址：山东省济南市市中区二环西路12340号西车间
　　　　　　邮编：250001　电话：（0531）82904672

规格：16开（184mm×260mm）

印张：12.25　字数：250千

版次：2021年8月第1版　2021年8月第1次印刷

定价：45.00元

临床护理实践指引编撰委员会

主任委员	王富珍	乔晓红			
副主委员	薛向东	张沛刚	段虎斌	甄俊平	
策　　划	王玉英				
主　　编	吴旭友	王奋红	武　烈		
副 主 编	陈彩林	吴巧兰	薛月兰	车欢娥	李改娥	郭建琳

委　　员（以姓氏笔画为序）

王丽霞	王肖萍	王翠兰	车欢娥	牛宝英	白彩凤
冯忠玲	吕秀平	任雪梅	刘晋华	刘淑琴	闫彩琴
闫慧荣	孙军菊	严丽平	李雪梅	李乃莲	李秀梅
李改娥	李香梅	吴巧兰	张文晖	张文婷	张君娥
张爱珍	张银凤	武　烈	范益平	郝泽军	贾永芷
贾须眉	郭利娥	郭建琳	渠天峪	梁文婷	薛月兰
霍桂梅					

校　　对	张瑞玲	李林凤	雷　霞	赵月莉

前　言

　　护理服务是健康中国建设的重要内容，与人民群众的健康权益和生命安全密切相关，对促进健康服务业发展，保障和改善民生具有积极意义。护理质量的优劣不仅直接影响着护士对患者服务的治疗效果，甚至关系到患者的生命安危，并影响医院的总体医疗质量。而护理工作质量标准是护士落实护理服务的标尺和路径，也是护理管理者质量控制的准绳。

　　《临床护理实践指引》以2018版《三级综合医院评审实施细则》和《2014版优质护理服务标准》为基础，结合临床工作实践，参考国家护理工作行标与指南，汇集了护理管理者及护士骨干的精髓，汲取了近年来三甲医院上报的典型护理不良事件关键环节与风险点，一切以患者的安全与需求为出发点，多角度、全方位地涵盖了普通护理单元14个标准、特殊护理单元14个标准、门诊管理26个标准、专业专项11个标准、管道管理6个标准五大作业标准，可为临床一线护士工作的风向标。

目　录

普通护理单元工作指引

病区护理管理工作指引（100分）

项目	指引标准	分值	扣分标准
病区环境（25分）	1.床头柜上物品摆放整齐。	2	1项不符合标准要求扣相应分值
	2.床上无杂物，床下物品、陪侍椅摆放整齐，不影响患者抢救。	2	
	3.床、椅、柜、暖瓶、水杯、脸盆、毛巾、鞋放置整齐清洁，吊架用毕归位。	2	
	4.治疗室、处置室、护士办公室、医师办公室、值班室、洗涤间、卫生间清洁、整齐，柜内、抽屉物品摆放整齐。	2	
	5.做到窗明几净，门窗设施完好、有防意外坠楼紧固设施。	2	
	6.病区清洁、整齐（规范）、安静、舒适，无异味，无臭味，无四害（苍蝇、蟑螂、老鼠、蚊子）。	2	
	7.护理人员做到四轻：说话轻、走路轻、操作轻、关门轻。	2	
	8.病室各种车轮、门无噪音，定期上油。	2	
	9.水、电、气管理严格，固定班次检查，随手关闭开关。	2	
	10.病室内不得使用家用电器，严禁在治疗带上使用充电器。	2	
	11.消防设施齐全、无尘、无过期，护士会使用消防物品。	2	
	12.晚间按时熄灯，病区安静，走廊卫生清洁无垃圾。	3	
物品管理（15分）	1.存放物品放置整齐，排列有序，标签清楚，清洁干净，分隔放置，无过期，按规定管理。	2	1项不符合标准要求扣相应分值 冰箱管理中1项不符合要求扣1分
	2.晨护车、治疗车清洁，用物齐全。	2	
	3.被褥干净，无血迹、尿迹，无异味，无破损；病衣干净、合体，扣带齐全，无破损。	2	
	4.床单、被套、枕套每周更换1～2次，有污染随时更换，科室备用充足。	2	
	5.窗帘、隔帘悬挂整齐、无破损，保持清洁，有污染及时送洗。	2	
	6.各类固定财产、物品有账簿，定期检查并做好记录。	2	
	7.严格执行病区医用冰箱管理规定。	3	

续表

项目	指引标准	分值	扣分标准
其他环境管理（13分）	1. 有应急照明措施，处于完好备用状态，电源插头安全、完整。	1	1项不符合标准要求扣相应分值
	2. 病区设施、设备（轮椅、推车、床档、吊架、隔离轨道等）完好，水、电、气使用安全。	2	
	3. 病区各大门钥匙定点放置，无长明灯，无大敞门。	2	
	4. 吸氧、吸痰装置完好，压力达标。	2	
	5. 安全标识清楚、齐全：①消防疏散图；②消防栓安全使用示意图；③灭火器、防毒面具定点放置并有常规操作说明；④氧气、吸引装置安全标识，区分接口标识，用氧"四防"；⑤防滑、防跌倒标识、紧急报警等警示标识；⑥水、电、气安全使用标识，冷、热水标识，微波炉使用事项等。	6	
仪器设备（27分）	1. 在设备科指导下，有专人负责本部门的仪器、设备日常管理工作。	2	1项不符合标准要求扣相应分值
	2. 有仪器设备管理制度、操作流程与操作规程，护士知晓制度与操作规程的内容及常见故障排除与仪器保养消毒的方法，认真落实制度与操作流程。	3	
	3. 建立大型仪器使用与维修登记本，对急救设备与生命支持装备如呼吸机、除颤仪、体外循环机、透析机、洗胃机、麻醉机等建立一机一本，确保仪器设备完好，处于备用状态。	3	
	4. 护士熟练掌握输液泵、注射泵、监护仪、除颤仪、心电图机、吸引器等常见仪器和抢救设备的使用方法，科室有培训及考核记录。	4	
	5. 对新增仪器设备使用前有操作流程培训，于考核合格后使用，并有记录。对仪器使用中可能出现的意外情况有处理预案和措施，并进行应急演练，有记录。	4	
	6. 意外情况的处理及措施全部符合处理预案的要求。	3	
	7. 对落实情况有追踪和成效评价，持续改进有效。	3	
	8. 有报警的仪器要制订报警界限设置和操作流程，使护士掌握。	3 2	
	9. 仪器清洁无尘埃，备用状态有保护套。		

续表

项目	指引标准	分值	扣分标准
治疗室药品管理（20分）	1. 护士知晓并落实病区药品管理制度。	2	1项不符合标准要求扣相应分值
	2. 防腐剂、外用药、消毒剂等药品与内服药、注射剂分区放置。	2	
	3. 各类药品分隔放置、排列有序、标签清楚、清洁干净，做到药品无混浊、无变质、无过期。	2	
	4. 专人定期检查药品的有效期、包装及数量，并登记。	2	
	5. 特殊药品应按照高危药品管理制度管理，标识明显，在规定区域贮存，不得与其他药品混放。	2	
	6. 毒麻药品专人管理、加锁、固定支数并有使用记录，有残余药液处理登记，并保留空安瓿，毒麻药品管理合格率100%。	2	
	7. 有冰箱保存要求的药品，须保存在冰箱内，开启的药品应注明开瓶日期。	2	
	8. 患者自带药品按照住院患者自带药品管理规定管理。	2	
	9. 药品存放有序，患者之间药品不得混淆，停药医嘱执行后，药柜内不得存放患者已经停用的药品。	2	
	10. 患者出院后药品应打包整理，另外贮存，不得存放在治疗室药品存放柜内。	2	

护理十大安全管理工作指引（100分）

项目	指引标准	分值	扣分标准
身份识别管理（7分）	1. 护士知晓患者身份识别管理制度与核对流程。	1	1项不符合标准要求扣相应分值
	2. 住院患者执行腕带佩戴制度，腕带信息清晰、正确，松紧适宜。	1	
	3. 实施各项治疗时，除核对腕带信息/床头卡信息外，还需实行反向查对，患者或者家属参与安全核对无误后方可执行。	2	
	4. 在实施输血、特殊用药等关键治疗时，应采用双人核对识别患者身份。	1	
	5. 科室有检查考核记录，对存在问题有改进措施。	1	
	6. 对落实情况有追踪和成效评价，持续改进有效。	1	

续表

项目	指引标准	分值	扣分标准
医嘱查对执行制度（8分）	1. 医嘱处理，审核查对无误后方可签收。	1	1项不符合标准要求扣相应分值
	2. 医嘱单打印执行必须二人核对签字后方可执行。	1	
	3. 医嘱治疗单字迹清楚，无涂改，签名清晰、明了、规范。	1	
	4. 有医嘱查对本，登记及时准确完整，当日处理医嘱每班查对，大夜班查对所有患者医嘱，并签字。	2	
	5. 护士长每周大查对一次医嘱，并签字。	1	
	6. 不随意执行口头医嘱，严格执行口头医嘱制度。	1	
	7. 科室对落实情况有追踪和成效评价，持续改进有效。	1	
用药安全（10分）	1. 执行给药医嘱的护士必须取得执业注册证经培训合格后方可执行，所在科室有培训记录。	1	1项不符合标准要求扣相应分值
	2. 落实用药医嘱执行制度、查对制度、流程，科室有防范给药差错的措施与药物说明书册。	1	
	3. 科室有新药使用时，必须以药物说明书为准进行培训学习，学习有记录，并及时编入药物说明书册中。	1	
	4. 签收用药医嘱及时准确，在签收医嘱时严格审核医嘱的规范性，不规范的医嘱不予签收。	1	
	5. 执行用药医嘱及时准确，在执行医嘱时严格按流程核对，并签字。	1	
	6. 护士给药前须对药品名称、剂量、用法用量、给药途径、药品效期、外观质量等进行核对与检查。	1	
	7. 护士熟悉药物配伍禁忌，落实各种注射、口服药物的操作规范及输液反应应急预案。	1	
	8. 护士在给药前后观察患者用药后的反应，发生异常及时与医生沟通。	1	
	9. 口服药管理规范：护士按照给药时间为患者发药，看患者服药到口。	1	
	10. 有给药检查记录，对存在的给药差错有分析、整改，落实成效，有数据支持与实例证明，持续改进有效。	1	
提升管路安全（10分）	1. 护士100%知晓管道安全管理制度。	1	1项不符合标准要求扣相应分值
	2. 护士掌握各管道风险评估的因素，且能够准确评估，交班报告中交班。	1	
	3. 各导管标识清楚、醒目、无污迹且固定符合《管道管理说明》，固定贴松动、标识不清时，及时更换。	1	

项目	指引标准	分值	扣分标准
	4. 各导管滑脱防范措施落实到位，班班交接，有情况及时记录，并交班。	1	
	5. 管道清洁无污垢、无扭曲受压，保持通畅。	2	
	6. 及时观察引流液的色、质、量。	2	
	7. 定期更换。	1	
	8. 根据患者的治疗情况，随时评估患者的拔管指征。	1	
危急值管理（5分）	1. 知晓并执行危急值报告制度及流程。	1	1项不符合标准要求扣相应分值
	2. 护士在接获"危急值"报告时，将日期、时间、姓名、床号、住院号、项目、单位、结果完整准确记录在"危急值"登记本上，并立即报告主管医师（或当班医师），同时深入病房观察患者的症状、体征等，做好观察记录、汇报时间、处置过程、汇报医师姓名，告知医师在"危急值"登记本上签字。	2	
	3. 科室质量控制有检查、有考核。	1	
	4. 持续改进有效。	1	
跌倒管理（15分）	1. 护士知晓并落实患者跌倒防范制度、处置预案与工作流程。	2	1项做不到扣相应分值
	2. 高危患者入院时跌倒风险评估率达100%。	2	
	3. 主动告知高危患者跌倒风险及防范措施并有记录。	2	
	4. 高危跌倒患者悬挂跌倒标识且班班交接，加强巡视，防范措施到位。	3	
	5. 根据患者病情、用药变化实施再评估，并在病情评估或重症记录中记录。	3	
	6. 有跌倒质量监控指标数据的收集和分析评价。	1	
	7. 通过患者跌倒等意外事件的总结分析，完善防范措施。	1	
	8. 科室对落实情况有追踪和成效评价，持续改进有效。	1	
不良事件管理（15分）	1. 护士对不良事件报告制度及上报流程知晓率100%。	1	1项不符合标准要求扣相应分值
	2. 不良事件报告记录按规定要求认真填写，上报按等级要求时限上报。	2	
	3. 护理不良事件填写完毕后，护士长审核后方可上报。	2	
	4. 对修订后的工作制度或流程执行情况有检查，落实有成效。	3	
	5. Ⅱ级以上不良事件，科室对事件的发展应在质量控制记录中有追踪、分析评价。	3	

项目	指引标准	分值	扣分标准
	6. 每月对护士进行安全警示教育或相关知识培训且有记录。	2	
	7. 重大不良事件报告率为100%。	2	
输血管理（12分）	1. 护士知晓并落实临床输血安全管理制度、流程、输血反应处理预案。	2	1项不符合标准要求扣相应分值
	2. 采配血标本时严格查对，做到每次只为一位患者采集，禁止同时为两位患者采集血标本。	2	
	3. 取血时使用托盘或手托血袋，输血时两人做到"三查十一对"。	1	
	4. 取回的血液放置时间不得过久，室温下不超过30分钟。	1	
	5. 输血前严格执行双人查对签名。	1	
	6. 按照输血技术操作规范进行操作，观察并记录输血过程及时间。	1	
	7. 输血完毕，血袋应保存24小时。	1	
	8. 输血登记本填写正确、规范。	1	
	9. 输血治疗服务规范合格率100%。	1	
	10. 有临床输血质量管理检查及效果评价。	1	
防范与减少意外伤害（8分）	1. 对高风险患者如危重、手术后、新生儿、晚期临终、急诊、医疗纠纷、司法案例、自杀倾向、精神异常等患者，需做好患者的风险评估，落实防护措施，将意外伤害降到最低，并交班。	2	1项不符合标准要求扣相应分值
	2. 各班应加强巡视，做好患者及家属意外伤害防范的教育。	2	
	3. 护士知晓意外伤害后的报告与处置流程。	2	
	4. 科室有意外伤害事件的追踪和成效评价，持续改进有效。	2	
患者转交接管理（10分）	1. 危重患者转出时评估患者的病情，根据评估分值做好相应的预防措施及护送，并备有应急抢救用物。	2	1项不符合标准要求扣相应分值
	2. 转科交接记录单转出科室认真填写，内容齐全，记录清晰，签名及时。	2	
	3. 患者到科室后，转入科室立即与转出科室进行患者、药品、病情等交接，并做好交接记录。	2	
	4. 同科室患者从监护室与普通病区转运，应互相进行患者、药品、病情等交接，并做好交接记录。	2	
	5. 科室对落实情况有追踪和成效评价，持续改进有效。	2	

护理业务管理工作指引（100分）

项目	指引标准	分值	扣分标准
规划计划总结（10分）	1. 有护理规划，年度、季、月工作计划，护士知晓。 2. 每季、每月按计划工作，有总结。 3. 规划和计划落实情况有追踪分析，体现持续改进。	4 3 3	1项不符合标准要求扣相应分值
护理常规落实（10分）	1. 有能体现专业性和适用性的专科护理常规并执行。 2. 定期补充、修改与完善专科护理常规并实施。 3. 专科护理落实好，新项目、新技术及时补充和完善，有相应的专科护理常规。	3 3 4	1项不符合标准要求扣相应分值
制度修订（6分）	1. 修订护理规章制度、岗位职责等应有相关文件规定，修订有标识。 2. 护士长知晓制度、职责修订的相关规定与程序，护士知晓修订后的相关制度。 3. 对修订后制度、职责、常规的执行情况有培训、考核与评价，持续改进有效。	1 3 2	1项做不到扣1分
岗位职责和工作标准（6分）	1. 护士知晓各岗位护士资质，岗位职责和工作标准。 2. 各岗位护士符合相关岗位职责和工作标准的要求。 3. 对管理工作中存在的问题有追踪、评价，持续改进有成效。	2 2 2	1项不知晓扣1分
护士弹性调配（5分）	1. 有护理人力资源调配方案。 2. 护士长应根据住院患者特点、护理等级比例、床位使用率实施弹性调配。 3. 人力资源应急时，科室及时申请，护理部统一调配。	1 2 2	1项做不到扣相应分值
绩效考核（9分）	1. 有基于护理工作量、质量、患者满意度、护理难度及技术要求的绩效考核方案，制订绩效考核方案充分征求护士意见。 2. 绩效考核方案能够通过多种途径方便护理人员查询，知晓率100%，绩效考核结果与评优、晋级、薪酬挂钩。 3. 绩效考核方案能够体现"优劳优得，多劳多得"。	3 3 3	1项做不到扣相应分值

项目	指引标准	分值	扣分标准
在职继续教育培训和考评（11分）	1. 科室有年度继续教育培训计划，护士知晓计划内容。 2. 培训内容翔实，效果明显。 3. 按计划实施培训，培训有考核，有评价。 4. 护士各层级手册填写及时，内容客观真实。	3 3 3 2	1项做不到扣相应分值
护理查房病例讨论护理会诊（4分）	1. 护士知晓护理疑难危重病例讨论制度、护理业务查房制度、护理会诊制度。 2. 根据患者病情及时组织护理查房、病例讨论和护理会诊，对讨论与会诊结果在护理工作中实施，解决患者实际问题，护理会诊人员资质符合要求。 3. 落实有成效，有持续改进的数据、实例。	1 2 1	1项做不到扣相应分值
满意度调查（7分）	1. 公休座谈会每月一次，有记录、有反馈；健康宣教板报每月一期，有记录。 2. 定期进行患者满意度调查，调查内容客观，调查资料可信度高。 3. 根据患者反馈意见，采取可持续改进的措施。 4. 对患者的投诉进行调查处理，有记录。 5. 护士长定期深入回访中心，了解出院患者满意度情况。 6. 对院长督导事件积极分析原因，制订整改措施，持续改进有成效。	1 1 1 1 1 2	1项做不到扣相应分值
统计报表（3分）	1. 各类报表每月5号前按时上报。 2. 数据真实。	2 1	1项做不到扣相应分值
交接班报告本（5分）	1. 交班报告书写及时、简洁、明了。 2. 交班重点突出。 3. 各班有病情变化时，应客观真实做好交班记录，并有效果评价。 4. 交班未完成的工作，应做好交班记录。 5. 项目齐全，签名及时。	1 1 1 1 1	1项做不到扣相应分值

项目	指引标准	分值	扣分标准
护理质量改进（18分）	1. 护理单元护理质量管理组织健全，人员结构合理，职责明确。	2	1项不符合要求扣相应分值
	2. 护士知晓护理质量标准，并落实护理质量标准。	2	
	3. 有年、月护理质量管理工作计划及护理管理目标责任书，措施落实具体。	2	
	4. 每月质量控制重点与上月存在问题相吻合，体现质量持续改进有成效。	2	
	5. 考核记录清晰，并符合记录要求，原始记录齐全，有时间、内容、责任者。	2	
	6. 月护理质量考核合格率的计算通过日常检查获得，计算准确。	2	
	7. 月质量汇总评价，必须使用质量管理工具科学客观分析，有对比数据统计，改进措施具体可行。	2	
	8. 护理部查房督导记录、二级质控活动反馈问题有原因分析及改进措施，且改进有成效。	2	
	9. 参会人员积极参与质量控制讨论，且签名真实有效，未参加人员阅读后签名。	2	
应急预案（6分）	1. 护士知晓护理紧急风险预案与处理流程，落实重点环节（患者用药、输血、治疗、标本采集、围手术期管理、安全管理等）应急预案。	2	1项不符合标准要求扣相应分值
	2. 应急预案按计划培训、演练，有记录，并且将图片及时打印保存。	2	
	3. 重点环节应急管理措施落实到位。	2	

临床带教管理工作指引（100分）

项目	指引标准	分值	扣分标准
组织管理（20分）	1. 有合理的带教组织，职责制度明确。	2	1项不符合标准要求扣相应分值
	2. 带教老师按时参加培训。	2	
	3. 带教老师知晓相关制度职责并认真履职。	3	
	4. 带教老师学历、职称、能力、层级符合带教资质。	3	
	5. 带教老师知道科室带教计划。	3	
	6. 带教老师知道带教学生姓名。	2	
	7. 带教老师知道双向考核内容。	2	
	8. 按时完成护理部的指令性任务。	3	
资料管理（10分）	1. 科室有具体带教计划，计划翔实，可操作性强，符合科室及学生特点。	2	1项不符合标准要求扣相应分值
	2. 教学活动记录真实、及时、完整。	2	
	3. 出科理论考试、操作考核按时，有记录，有试卷。	2	
	4. 学生请销假及发生的特殊情况有记录。	2	
	5. 讲课有教案或PPT。	1	
	6. 学生及带教老师能按时、客观、真实填写双向评价反馈表。		
计划落实（30分）	1. 教学人员认真落实督导、听课有记录并持续改进。	4	1项不符合标准要求扣相应分值
	2. 科室岗前培训、入科宣教认真、严谨。	4	
	3. 实习生排班符合责任制整体护理模式。	3	
	4. 基础护理技术操作、专科操作示教按时规范。	4	
	5. 讲课2~3次/组，按时认真完成。	4	
	6. 教学查房1~2次/组，按时认真完成。	4	
	7. 带教老师组织科室专科护生按时完成小讲课。	4	
	8. 出科座谈会翔实，体现持续改进。	3	
护生（含进修生等）管理（35分）	1. 带教学生仪表符合规定，操作规范。	3	1项不符合标准要求扣相应分值
	2. 学生严格遵守各项规章制度。	3	
	3. 学生按时参加相关培训。	3	
	4. 专科护生小讲课完成率达到100%。	3	
	5. 专人带教，做到放手不放眼，严禁学生单独操作。	6	

续表

项目	指引标准	分值	扣分标准
	6. 护生发生不良事件及时上报，不能隐瞒不报。	6	
	7. 带教学生未与患者发生冲突或纠纷。	6	
	8. 学生缺勤或离开要及时上报。	5	
手册填写（5分）	1. 学生应及时、正确填写《实习鉴定考核手册》。	2	1项不符合标准要求扣相应分值
	2. 学生出科时带教老师及护士长应及时对学生的《实习鉴定考核手册》进行认真、客观考核评价，避免弄虚作假。	3	

基础护理管理工作指引（100分）

项目	指引标准	分值	扣分标准
十洁（25分）	1. 口腔：对不能进食和留置胃管的患者，遵医嘱按时口腔护理，能经口进食的患者，督促漱口，以保持患者无口臭、残渣及口腔并发症。	4	1项不合格扣1分
	2. 头发：患者头发清洁、理顺，无异味。	2	
	3. 皮肤：患者皮肤清洁，无异味、无压疮。	2	
	4. 面部、手、足：无血迹、污迹，保持清洁。	2	
	5. 会阴：会阴清洁、无异味。	2	1处不干净扣1分
	6. 肛门：昏迷患者无血、尿、便迹。	2	
	7. 指、趾甲：清洁、长度适宜。	2	
	8. 胡须：短，清洁。	2	
	9. 病员服：清洁，随脏随换。	2	
	10. 床、床头柜：清洁，无杂物，出院终末消毒。	5	
四保持（20分）	1. 保持引流管通畅。	5	1项不符合标准要求扣相应分值
	2. 保持患者床上功能位或卧位舒适，床单平整无皱褶等。	5	
	3. 患者使用中的医用仪器保持干净、清洁、安全。	5	
	4. 患者床单元用物（床、床档、床头柜、吊架等）安全。	5	

项目	指引标准	分值	扣分标准
四无 （20分）	1. 无压疮：落实协助患者床上移动、压疮预防及护理、失禁患者护理（男、女患者更换尿布）、床上使用便盆标准。 2. 无烫伤：有预防烫伤发生的指导及措施。 3. 无跌倒：正确使用床档及约束带等防护工具。 4. 无液体渗出/外渗：评估穿刺部位，选择合适的穿刺方法，及时巡视病房，发现异常及时处理。	5 5 5 5	有压疮扣5分，措施不到位1项扣1分； 有烫伤扣4分，宣教或措施不到位扣1分； 有坠床扣4分，宣教或措施不到位扣1分； 有1处外渗扣1分，措施不到位扣1分
五到床边 （10分）	根据自理能力评估，完全依赖的患者，做到药、水、饭、大便器、小便器到床边，不依赖陪侍人。	10	1项做不到扣1分
床单位管理 （20分）	1. 床单无污迹、血迹，干燥平整无碎屑，被头无空虚。 2. 床单、被套、枕套每周更换1~2次，被褥干净，无血迹、尿迹，无破损，有污染随时更换，患者手术当日全套更换。 3. 使用的布类质量符合要求。 4. 患者出院后，被褥、床垫用臭氧消毒机消毒，并做好登记。	5 5 5 5	1项不合格扣1分
指标监测 （5分）	1. 数据监测客观、准确，合格分、合格率计算正确。 2. 对监督检查中反馈的问题有分析、评价及追踪。	3 2	无指标监测扣2分，指标计算错误1处扣1分

护理评估工作指引（100分）

项目	指引标准	分值	扣分标准
基本信息（10分）	1. 评估及时。 2. 项目填写齐全，信息准确。 3. 签全名。	2 6 2	1项不合格扣1分，漏填1项扣1分
疼痛评估（10分）	1. 评分准确，与病情实际、给予的措施相吻合。 2. 评估及时：新入院患者8小时内进行评估，病情变化随时评估。0分为无疼痛；2分为轻微疼痛可以忍受，采取相应干预措施；4分为中度疼痛；6分为重度疼痛；8分为影响睡眠较重，伴随其他症状；10分为严重影响睡眠，伴有其他症状或被动体位。中重度疼痛均需报告医生，必要时使用止痛药物。 3. 使用止疼药物半小时后再次评估。 4. 护士对评分标准掌握，实施相应的护理措施，记录及时。 5. 评估后签名及时。	2 2 2 2 2	1项不合格扣相应分值
自理能力评估（10分）	1. 评估及时：新入院患者8小时内进行评估，病情变化随时评估，依赖程度改变及时评估。 2. 评分准确，与病情实际相吻合。 3. 得分合计及时。 4. 及时签全名。	3 3 2 2	未评估1次扣1分，1处不合格扣1分
跌倒因素评估（小儿）（16分）	1. 护士对评分标准，预防措施掌握。 2. 评分准确，与病情实际相吻合。 3. 评估时机：患者入院时、转科时当班完成评估；住院期间病情变化、使用高跌倒风险药物、跌倒后、跌倒高风险患者，出院前应再次评估。 4. 跌倒高风险患者应确认措施是否落实到位： （1）年龄≤3岁、神志异常、无自理能力、视觉、听觉障碍、肢体活动障碍、直立性低血压、有跌倒坠床史、电解质紊乱、血红蛋白<6克的。 （2）使用镇静安眠药、降糖、降压药等。 5. 及时签全名。	2 2 2 8 2	未评估1次扣1分，1处不合格扣1分

续表

项目	指引标准	分值	扣分标准
跌倒因素评估（成人）（16分）	1. 护士对评分标准，预防措施掌握。	2	未评估 1 次扣 1 分，1 处不合格扣 1 分
	2. 评分准确，与病情实际相吻合。	2	
	3. 评估时机：患者入院时、转科时当班完成评估；住院期间病情变化、使用高跌倒风险药物、跌倒后、跌倒高风险患者出院前应再次评估。	2	
	4. 评分 <25 分为跌倒低风险，25～45 为中风险，>45 分为高风险。>45 分的患者需班班交接。	2	
	5. 跌倒高风险患者应确认措施是否落实到位 （1）年龄 ≥ 80 岁。 （2）无人照顾的年老体弱者；住院前 6 个月内有 2 次及以上跌倒经历、或此次住院期间有跌倒经历；血红蛋白 <6 克的患者；低钠、低钾及电解质紊乱的患者；肠道检查实施肠道清洁的患者；睡眠呼吸暂停伴严重缺氧的患者；禁食 3 天以上的患者；头晕、眩晕、视力障碍；肌力、平衡及步态异常；直立性低血压；大便 / 小便失禁，且紧急和频繁的排泄；携带导管；认知功能受损等。 （3）使用镇痛药；抗惊厥药；降压、利尿药；降糖药、催眠药、泻药、镇静剂和精神类药等。	6	
	6. 及时签全名。	2	
导管滑脱危险因素评估（8分）	1. 护士对评分标准掌握。	2	1 项不合格扣 1 分，未评估、交接 1 次扣 1 分，做不到扣相应分值
	2. 评分准确，与病情实际相吻合。	2	
	3. 评估及时：新入院、带管路患者及时评估，高危患者班班交接，病情变化随时评估。	2	
	4. 及时签全名。	2	

项目		指引标准	分值	扣分标准
深静脉血栓风险评估（16分）		1. 护士对评估标准掌握。 2. 评估项目填写齐全。 3. 风险评估分级准确。 4. 高危患者交班报告本中进行交班，且班班床头交接。 5. 预防措施选择打"√"到位，落实到位。 6. 护士长对护理措施是否到位有跟踪记录。 7. 评估护士及时签名。	2 2 3 3 2 2 2	1项不合格扣相应分值，未交班/交接1次扣1分，措施未落实1项扣1分，无跟踪1例扣1分
病情评估（30分）	基本要求（2分）	1. 新入院患者8小时内进行评估，重症患者当班完成评估。 2. 手术患者做好围手术期评估。	1 1	评估不及时或未评估扣1分，1项做不到扣1分
	阳性症状及体征（3分）	1. 阳性症状体征应与病情一致。 2. 阳性症状体征评估全面。 3. 病情变化随时评估，并及时进行效果评价。	1 1 1	1项做不到扣1分
	阳性检查结果（5分）	1. 评估及时。 2. 检查结果未报回时交下一班完成。 3. 记录与病情密切相关的检查结果。 4. 需包括并发症、既往病史等阳性检查结果。 5. 检验结果填写与当前首要护理问题密切相关的数值（可不写单位）。	1 1 1 1 1	1项做不到扣1分

续表

项目		指引标准	分值	扣分标准
	主要用药（3分）	1. 药名规范，统一使用通用名。 2. 主要用药结合患者现存症状与体征，及时记录。 3. 病情发生变化及时记录所用药物。	1 1 1	1项做不到扣相应分值
	护理要点（9分）	1. 遵医嘱执行护理常规。 2. 参照《护理常规》完成书写。 3. 及时实施相应护理措施。 4. 与实际病情相吻合。 5. 书写全面，包括并发症、既往史等。 6. 病情发生变化及时评估。	1 1 2 2 1 2	1项不合格扣相应分值
	常见护理问题（5分）	1. 结合患者现存症状与体征、医技检查以及医嘱与病历记录，综合分析，提出护理问题。 2. 能按首、中、次优顺序排列。 3. 病情变化时及时修订。 4. 评估全面，结合并发症、既往史等。 5. 术语规范。	1 1 1 1 1	1项不合格扣相应分值
	效果评价（3分）	1. 根据病情随时做好效果评价。 2. 记录评价时间。 3. 评价与病情相符。	1 1 1	1项不合格扣相应分值

特／一级护理管理工作指引（100分）

项目	指引标准	分值	扣分标准
资料要求（10分）	1. 有危重患者护理常规及技术规范。 2. 有危重患者的护理工作流程及应急预案。	10	资料不全或无流程、预案扣2～5分
护士要求（10分）	1. 由经过培训的护士上岗实行专人护理。 2. 护士掌握相应常规与应急预案、操作流程。	10	未培训上岗扣3分

项目	指引标准	分值	扣分标准
床头交接 （15分）	1. 床头交接重点突出，与实际病情相符。 2. 风险防范措施到位。 3. 仪器报警上下限、安全正确使用。 4. 静脉治疗、口服给药治疗。 5. 其他未完成的事项。	3 3 3 3 3	漏交1项扣相应分值
八知道 （24分）	1. 患者基本情况；2. 医学诊断、既往史；3. 病情、饮食、睡眠及排泄；4. 目前阳性体征及阳性检查指标；5. 专科护理要点；6. 主要用药及目的；7. 存在的风险/常见并发症及预防；8. 针对性康复计划。	24	不知道其中1项扣3分
五及时 （15分）	1. 巡视病房及时（半小时/1小时）。 2. 观察病情及时。 3. 报告医生及时。 4. 处置、抢救及时。 5. 根据自理能力评估，生活照顾及时。	3 3 3 3 3	未落实标准要求，扣相应分值，未按时巡视1次扣1分
质量指标监测 （10分）	根据专科特点，使用恰当的质量监测指标并实施监测，监测数据客观、准确，对监督检查中反馈的问题有分析、评价及追踪。	10	未落实扣5分，不准确1次扣1分
患者信息 （6分）	床头卡、一览卡标识清楚，患者倒床后床头卡、一览卡标识一致。	6	做不到1项扣一分
仪器管理 （10分）	1. 护士掌握仪器的操作及故障处理，知晓报警限值。 2. 仪器保洁无污垢。 3. 保证仪器正常运行，检测仪器性能。 4. 仪器故障及时上报并维修。	4 2 2 2	执行不到扣相应分值
输液管理	详见静脉治疗护理技术操作管理目标。		静脉治疗护理技术操作管理目标扣分要求
护理十大安全	落实十大安全管理目标考核标准要求。		落实十大安全管理目标考核标准扣分要求

续表

项目	指引标准	分值	扣分标准
健康宣教	落实健康教育标准考核要求。		落实健康教育标准考核扣分要求
基础护理	落实基础护理考核标准要求。		落实基础护理考核标准扣分要求
重症记录	落实护理文书重症记录考核标准要求。		落实重症记录考核标准扣分要求
医嘱执行	落实医嘱护理文书医嘱单考核标准要求。		落实医嘱护理文书医嘱单考核标准扣分要求
急救管理	落实急救管理考核标准要求。		落实急救管理考核标准扣分要求
护理技术操作	落实护理技术操作标准要求。		落实护理技术操作标准扣分要求
护理评估	落实护理评估目标与管理考核要求。		落实护理评估目标与管理考核扣分要求
消毒隔离	落实消毒隔离考核标准要求。		落实消毒隔离考核标准扣分要求
专科护理	见各专科护理管理目标与考核标准。		各专科护理目标扣分要求

二／三级护理管理工作指引（100分）

项目	指引标准	分值	扣分标准
资料要求（10分）	有相应疾病护理常规。	10	资料不全扣1分

项目	指引标准	分值	扣分标准
护士要求 （10分）	由取得护士注册证的护士并经过专科培训合格后上岗。	10	未培训上岗扣3分
床头交接 （10分）	根据病情及风险评估需要床头交接时，落实交接。	10	漏交1项扣1分
八知道 （24分）	1. 患者基本情况。 2. 医学诊断、既往史。 3. 病情、饮食、睡眠及排泄。 4. 目前阳性体征及阳性检查指标。 5. 专科护理要点。 6. 主要用药及目的。 7. 存在的风险/常见并发症及预防。 8. 针对性康复计划。	3 3 3 3 3 3 3 3	不知道其中1项扣3分
护理巡视 （10分）	1. 每2小时/3小时巡视患者，观察患者病情变化。 2. 根据患者病情测量生命体征并记录。 3. 患者病情有变化，及时报告医生，并做出紧急处理。	3 3 4	未按时巡视1次扣1分
治疗 （10分）	准确及时给药。	10	落实不到位1次扣2分
患者外出 （10分）	住院患者严禁住院期间私自外出。	10	未落实告知1次扣1分
患者信息 （8分）	床头卡、一览卡标识清楚，患者倒床后床头卡、一览卡标识一致。	8	做不到1项扣1分
疼痛 （8分）	1. 护士掌握疼痛的分级。 2. 对患者的疼痛护士能及时评估。 3. 及时执行医嘱，缓解患者疼痛。 4. 及时进行效果评价。	2 2 2 2	执行不到扣相应分值
输液管理	详见静脉治疗护理技术操作管理目标。		静脉治疗护理技术操作管理目标扣分要求

续表

项目	指引标准	分值	扣分标准
十大安全	落实十大安全管理目标考核标准要求。		落实十大安全管理目标考核标准扣分要求
健康宣教	落实健康教育标准考核要求。		落实健康教育标准考核扣分要求
基础护理	落实基础护理考核标准要求。		落实基础护理考核标准扣分要求
医嘱执行	落实医嘱护理文书医嘱单考核标准要求。		落实医嘱护理文书医嘱单考核标准扣分要求
急救管理	落实急救管理考核标准要求。		落实急救管理考核标准扣分要求
护理技术操作	落实护理技术操作标准要求。		落实护理技术操作标准扣分要求
护理评估	落实护理评估目标与管理考核要求。		落实护理评估目标与管理考核扣分要求
消毒隔离	落实消毒隔离考核标准要求。		落实消毒隔离考核标准扣分要求
专科护理	见各专科护理管理目标与考核标准。		各专科护理目标扣分要求

围手术期护理管理工作指引（100 分）

项目	指引标准	分值	扣分标准
护理管理（5 分）	1. 有患者围手术期护理常规、评估制度与处置流程。 2. 新技术新项目应及时制订相应的围手术期护理常规。	3 2	1 项不符合要求扣相应分值

续表

项目		指引标准	分值	扣分标准
术前护理	护理评估（10分）	1. 评估患者的一般情况。	1	1项不符合要求扣相应分值
		2. 评估患者重要脏器功能情况，如心、肝、肺、肾等重要脏器功能和出凝血机制等。	2	
		3. 评估患者既往身体情况，如有无高血压、糖尿病、心脏病等。	2	
		4. 评估患者心理状况及导致患者紧张的因素。	2	
		5. 评估此次发病的诱因、主要症状和体征等。	3	
	护理措施（20分）	1. 心理护理：做好患者心理护理，改善不良情绪。	1	1项不符合要求扣相应分值
		2. 休息：告知患者术前充分休息对术后康复的重要性，必要时遵医嘱使用镇静安眠药物。	1	
		3. 呼吸道准备：吸烟者术前2周戒烟。痰液黏稠者医嘱雾化吸入及时到位。教给患者深呼吸及有效咳嗽、咳痰的方法。	2	
		4. 胃肠道准备：遵医嘱术前禁饮食，必要时术前灌肠。	2	
		5. 皮肤准备：术前做好术区备皮。	1	
		6. 药物过敏试验：术前24小时内遵医嘱进行抗生素药物过敏试验。	2	
		7. 配血：遵医嘱做好术前交叉配血试验。	2	
		8. 遵医嘱完善血、尿、心电图等术前检查。	2	
		9. 术前24小时内佩戴腕带，由手术医生负责用不褪色的记号笔进行手术部位的标记。	2	
		10. 术日晨准备：准确测量生命体征并绘制在体温单上；指导患者取下假牙等；指导患者入手术室前排空膀胱（大小便）；遵医嘱使用麻醉前用药；将病历、术中用药、X线片等术中物品备齐；填写手术患者交接记录单；着病员服。	3	
		11. 若患者发热、血压超过正常值、女性患者月经来潮、各种检查出现异常时，应及时通知主治医师或晨会交班。	2	

项目		指引标准	分值	扣分标准
手术室护理	入室未手术前护理（10分）	1. 确认患者，认真核对病历、携带物品、禁饮食情况。安全移动患者上手术床，妥善约束。	2	1项不符合要求扣相应分值
		2. 建立静脉通路，遵医嘱切皮前30分钟~1小时应用抗生素，遵医嘱留置尿管。	2	
		3. 进行手术期间护理风险评估，采取相应防护准备。	2	
		4. 检查确认手术准备物品名称、包装、效期，检查吸引、吸氧装置等所用仪器设备是否处于备用状态。	1	
		5. 与麻醉师、医师进行三方核查，并配合麻醉、手术体位摆放，变换体位后进行再评估，确保床单元及患者受压部位皮肤平整。	3	未进行三方核查一人次扣1分
	手术中护理（10分）	1. 执行并监督参加手术人员的无菌操作规程。	1	1项不符合要求扣相应分值
		2. 执行手术物品清点制度，确保正确无误，并记录。	2 2	
		3. 坚守岗位，主动配合手术，及时补充手术台上所需物品，正确操作仪器。	2	
		4. 密切观察患者生命体征，清醒患者做好心理护理。手术时间大于2小时的，在手术许可的情况下与医生有效沟通，做好减压护理。	1	
		5. 随时观察患者肢体皮肤，严禁与金属物品接触，注意肢端皮肤颜色及温度，有无苍白、发绀、水肿，防止神经血管意外损伤。	2	
		6. 皮肤消毒前、手术开始前、离室前与手术医师、麻醉医师做好三方核查。术毕做好各种管道标识、加强固定。		
	麻醉复苏期护理（10分）	1. 观察患者生命体征，与麻醉苏醒室护士做好交接。	3 2	
		2. 吸引、吸氧装置正常运行。	3	
		3. 专人守护，监测患者麻醉的恢复过程，保持患者呼吸道畅通，防止呕吐致窒息发生。	2	
		4. 各种管道固定牢固无滑脱。		

项目		指引标准	分值	扣分标准
术后护理	术后交 （10分）	1. 患者的麻醉种类、手术方式、皮肤的完整性、输液、输血情况及引流管安置的部位。	2	1项不符合要求扣相应分值
		2. 患者的生命体征。	1	
		3. 患者手术切口、各种引流管及标识情况，如伤口有无渗血、渗液，引流管是否固定牢固、通畅，引流液的颜色、量和性质等。	2	
		4. 患者手术后的心理状况。	1	
		5. 患者的疼痛程度。	2	
		6. 患者皮肤受压情况。	2	
	护理措施 （25分）	1. 认真落实不同麻醉方式的护理常规。	2	1项不符合要求扣相应分值
		2. 根据医嘱采取相应的卧位。	2	
		3. 根据医嘱给予相应的饮食指导。	2	
		4. 密切观察切口敷料渗血及渗液情况。	2	
		5. 根据医嘱或病情，做好患者活动指导。	2	
		6. 妥善固定引流管，并保持通畅，密切观察其引流液的颜色、量及性质。	3	
		7. 密切观察患者的生命体征、血氧、尿量、消化、神经反射情况、末梢血运、皮肤颜色和温度。	3	
		8. 做好术后发热、切口疼痛、恶心、呕吐、腹胀、尿潴留、呃逆等常见不适的评估、观察与护理。	4	
		9. 做好术后出血、切口感染、切口裂开、肺部感染、泌尿系感染、下肢深静脉血栓等常见并发症的预防护理。	3	
		10. 准确及时客观真实记录患者术后病情。	2	
	护理评估	落实护理评估标准要求。		落实护理评估考核标准扣分要求

健康教育管理工作指引（100分）

项目	指引标准	分值	扣分标准
健康教育管理（17分）	1.病区有健康教育制度，有单病种健康教育单、专科健康教育网络或书面资料。	2	一人次1项不符合要求扣相应分值
	2.有健康教育宣传栏，内容丰富，贴近临床，定期更新。	2	
	3.健康教育形式多样，患者能接受到两种以上形式的健康指导，如口头、文字资料、多媒体等，有健康指导资料发放给患者。	2	
	4.健康教育应融入护理工作中，根据患者疾病的不同时段及护理内容及时进行相应的健康教育。	3	
	5.切合实际，通俗易懂，方法恰当，患者及家属易接受。	2	
	6.根据患者（或陪侍人）的具体情况选择宣教内容、宣教形式，如个别指导、集体讲解、召开座谈会等。	3	
	7.内容正确，具有针对性、科学性。	3	
入院宣教（17分）	1.责任护士或接诊护士作自我介绍，并介绍主管医生、护士长和同室病友。	2	一人次1项不符合要求扣相应分值
	2.病房配套设施及使用方法的介绍：如呼叫系统、摇床及护栏、饮水设施、电视机、空调、卫生间设施等。	2	
	3.日常生活指导：就餐及生活用品、作息时间、便民措施等。	2	
	4.常规工作时间介绍：医生查房、护士治疗与护理的时间。	2	
	5.相关规章制度介绍：探视及陪护制度、外出请假制度、患者的权利和义务等。	2	
	6.病房环境介绍：卫生间、医护办公室等。	2	
	7.相关安全知识介绍：如禁止使用自带电器、正确使用微波炉、禁止吸烟、消防设施及疏散路线、随身自带财物保管等。	3	
	8.护士长主动作自我介绍。	2	
住院宣教（30分）	1.疾病知识宣教：向患者及家属介绍疾病相关知识。	3	一人次1项不符合要求扣相应分值
	2.药物宣教：向患者介绍用药目的、药物作用及注意事项。	3	
	3.检查、治疗宣教：向患者讲解检查、治疗的目的、注意事项等。	3	

项目	指引标准	分值	扣分标准
	4. 手术前后宣教：手术前向患者及家属介绍术前准备（含个人卫生、心理准备、用药准备、肠道准备、体位训练等）及术后注意事项（含饮食、排泄、体位、休息、运动等）。	3	
	5. 饮食宣教：根据不同的病种及患者的具体情况，制订合理的饮食计划，向患者介绍治疗饮食的作用、注意事项。	2	
	6. 运动及康复宣教：针对患者病情的不同时期，介绍体位、活动、功能锻炼的方法。	3	
	7. 管道知识宣教：介绍相关管道的护理要求及注意事项。	3	
	8. 护理安全指导：介绍预防压疮、跌倒、烫伤、走失等相关安全注意事项。	5	
	9. 心理指导：指导患者及家属保持良好心理状态、能配合治疗和护理。及时做好情绪不稳定患者思想工作，预防发生自杀等意外。	5	
出院宣教（20分）	1. 告知办理出院结账的相关注意事项。 2. 告知饮食要求、疾病的康复（如功能锻炼）及注意事项。 3. 出院后生活方式及自我护理方法。 4. 复查时间等相关事项；预防疾病复发相关知识。 5. 出院用药的方法与注意事项。 6. 护士长或责任护士主动征求意见。	2 4 3 3 5 3	一人次1项不符合要求扣相应分值
出院回访（16分）	重点患者出院后，健康教育、慢性病管理及用药指导电话随访率达100%。	16	重点患者一人次未回访扣1分

急救管理目标工作指引（100分）

项目	指引标准	分值	扣分标准
一般管理（30分）	1. 急救设备物品做到一专（专人负责、检查、管理）、四定（定数量、定位置、定卡片、定期消毒）、三无（无责任性损坏、无药品变质、无过期失效）、两及时（及时检查维修、及时领取补充）。	5	1项不符合要求扣相应分值

续表

项目	指引标准	分值	扣分标准
	2. 急救仪器完好率100%。	5	
	3. 按规定交接班有记录，每周护士长检查签字。	3	
	4. 科室有急救仪器设备的使用手册，对急救与生命支持设备，如：呼吸机、除颤仪等必须一机一本，附有操作流程、常见故障排除、仪器消毒保养的方法，有使用与维护登记。	5	
	5. 急救仪器设备原则上不外借，特殊情况需外借时需经护士长或科主任同意后外借。	3	
	6. 抢救设备物品清洁、整齐、无血迹，放置安全。	3	
	7. 监督检查中反馈的问题有落实。	3	
	8. 急救管理持续有改进，有成效。	3	
抢救车（30分）	1. 抢救车清洁，定点放置，其上无杂物，应有抢救药品、物品配置图或表。	3	1项不符合要求扣相应分值
	2. 抢救车内药品标识清楚、基数固定、按效期顺序放置。药品名称与外包装相符，无过期、变质、混浊、沉淀、破损，标签清楚。	2	
	3. 急救药品上下层有固定基数，按效期顺序放置。	2	
	4. 有缺失药品说明，并能及时领回补充，并在交接登记本上记录，对近效期药品应有登记并标识。	2	
	5. 急救用物有固定基数，用物清洁、无污渍，无破损，一次性用物无过期，能应急使用。	2	
	6. 根据科室患者情况备用输液器、注射器、采血管等一次性用物。	2	
	7. 治疗盘内备消毒液、棉棒、止血带、胶布、输液贴、治疗巾。	2	
	8. 另备开口器、压舌板、舌钳、口咽通气导管（不同型号各一个）。	2	
	9. 10%葡萄糖、生理盐水各两瓶，其他溶液根据专科所需配备。	2	
	10. 绝缘良好的插销板（一个）、氧气袋、手电筒、简易呼吸器。	2	
	11. 重症监护病房、观察室备气管插管用物一套及不同型号的气管插管。	2	

续表

项目	指引标准	分值	扣分标准
	12. 面罩、管道、喉镜叶片等使用后及时消毒处理。	2	
	13. 抢救完毕，及时补充各种物资，保证随时可以投入抢救状态。	2	
	14. 使用封条管理的抢救车，严格落实抢救车封条管理规定。	3	
氧气设备（10分）	1. 吸氧装置［中心吸氧装置或氧气筒、氧气袋（附调节器）、氧气管、面罩、接头、扳手］处于完好备用状态。	4	
	2. 呼吸机完好，处于备用状态，使用后有登记。	2	
	3. 护士能熟练操作。	4	
吸引器（10分）	1. 电动与中心负压吸引器处于完好、备用状态。	2	护士不能熟练操作扣2分，其余1项不符合要求扣相应分值
	2. 一次性吸引器用后及时处理，医用吸引器管、瓶盖每次用后用500 mg/L 含氯消毒液冲洗，吸引管末端有保护套保持清洁。	4	
	3. 护士能熟练操作。	4	
简易呼吸器（10分）	1. 固定放置位置，气囊与面罩、氧气管连接正确紧密。	2	
	2. 护士能熟练操作，知晓相关知识。	4	
	3. 简易呼吸器性能良好，清洁备用，用后及时消毒处理。	4	
除颤仪/心电图机/监护仪/其他（10分）	1. 仪器必须处于充电完好备用状态，备有导电糊（不可用水代替）、电极片、心电图纸、乙醇。	2	
	2. 除颤仪做到安全自检并有记录。	2	
	3. 护士知晓面板上各参数的意义，能熟练操作仪器，掌握相关知识及故障处理。	2	
	4. 仪器清洁无尘埃。	2	
	5. 科室其他仪器处于完好备用状态，护士熟练操作并掌握相关知识及故障处理。	2	

用药管理目标工作指引（100分）

项目	指引标准	分值	扣分标准
基本要求（10分）	1. 制订适用于本科室的用药管理办法。 2. 新药集中学习，业务学习，有记录。 3. 药品说明书装订成册，每两年更新一次，新药说明书续订在册。	5 3 2	1项做不到扣相应分值
医嘱签收（15分）	1. 医嘱签收、打印及时。 2. 统一使用药品通用名，有疑问及时与主管医生沟通。 3. 医嘱规范，药名、剂量、用法正确。 4. 口服药打印后一联存放于口服药本，便于核对。 5. 另一联悬挂于患者床旁，便于患者参与安全核对。 6. 手术后自动停止医嘱或出院后及时撤销通知单。	2 3 3 2 3 2	1项做不到扣相应分值
药物存放（15分）	1. 药物存放区域卫生、清洁。 2. 取回的药品按要求保管，如避光、冰箱内存放等。 3. 床头摆药存放盒标识醒目。 4. 药盒干净，一人一用一消毒。 5. 患者自带药品应严格管理，防止重复用药。	3 3 3 3 3	1项做不到扣相应分值
药品配制（20分）	1. 严格遵循配药操作流程。 2. 按药品使用说明书准确配制药品。 3. 多种药品配制时注意配伍禁忌。 4. 做到现用现配。 5. 用药时间与医嘱一致。 6. 在规定时间内给药。 7. 抽吸药液溶解充分，无残留物。 8. 抽吸药液准确无误。	2 3 2 3 3 2 3 2	1项做不到扣相应分值
口服药品发放（20分）	1. 住院患者全部实行口服药发放管理。 2. 根据医嘱掌握正确的给药方法。 3. 严格执行反向式给药查对方式，避免给药错误。 4. 自带药品与医嘱相符。 5. 自带药品遵医嘱及时收回，集中管理。	3 2 3 2 3	1项不合格扣相应分值

续表

项目	指引标准	分值	扣分标准
	6. 遵医嘱发药到床头，看药到口。	2	
	7. 做好患者用药指导，使其了解一般作用和不良反应。	3	
	8. 如果患者请假回家，做好自带药品口服药注意事项宣教。	2	
用药观察（20分）	1. 护士应熟练掌握本科室所用药物作用及不良反应。	5	1项不合格扣相应分值
	2. 对易发生不良反应的药物或特殊药物应加强观察。	4	
	3. 对易发生药物过敏的特殊人群加强观察。	3	
	4. 应用输液泵、微量泵或化疗药物时，密切观察用药效果和不良反应，确保用药安全。	3	
	5. 如有不良反应及时停药并报告医生。	3	
	6. 发现错误用药时按应急预案处理。	2	

处置室管理工作指引（100分）

指引标准	分值	扣分标准
1. 布局合理，室内、柜内整洁，严格区分三区界限（清洁区、半清洁区、污染区），标识清楚。	8	1项不合格扣1分
2. 进入处置室衣帽整洁，操作前后洗手、戴口罩，出入时随手关门，非工作人员严禁入室。	8	1名护士不合格扣1分
3. 严格掌握各项无菌技术操作和消毒隔离制度，熟练掌握各类换药、拆线。	8	不按照操作规程或小手术、换药用物准备不充分，配药不及时等，发现1项扣1分
4. 各类物品摆放有序，近效期在最外（上）；无菌物品灭菌日期清晰，在有效期内使用；无菌物品开封后注明开封时间，超过24小时不得使用；消毒包松紧适合，包布无潮湿、破损。	10	物品摆放凌乱、有不合格包等现象发现1项扣1分
5. 各种医疗用品按规定放置，非医疗用品不得在室内存放。无菌物品定期检查，无过期物品。	10	发现1件过期物品扣2分，发现非医疗用品1次扣2分

指引标准	分值	扣分标准
6. 干缸无菌持物钳每4小时更换1次；碘酒、乙醇应密闭保存，每周更换1次，容器每周灭菌两次。	8	1项不合格扣1分
7. 清创包内的器械，如：镊子、治疗碗等用后初洗净，无残留血液、污垢、铁锈、缝针、刀片等。	8	1件物品不合格扣2分，刀片、缝针带入供应室1次扣5分
8. 各种消毒液浓度符合要求，按规定更换，有标识。	8	消毒液更换不及时1项扣1分
9. 特异性感染伤口（破伤风、气性坏疽等）换药后的物品敷料放入双层黄色医疗垃圾袋内封扎。	8	违反1次扣2分
10. 每日用含氯消毒液擦拭物体表面，湿式清扫，拖布（有标志）固定使用，每周彻底扫除1次。洗手池清洁、无污渍，洗手液或肥皂盒清洁，干手纸巾备用充足。	8	1项不合格扣2分
11. 医用垃圾和生活垃圾分开放置，由专门人员回收并登记。	8	1项不合格扣2分
12. 每日紫外线空气消毒2次，每次30分钟，并有监测记录。每半年紫外线灯管强度监测1次，并有记录。室内空气、物体表面每季度消毒、监测，并记录。	8	不符合要求扣2分，记录不完整扣2分

护理文书管理工作指引（100分）

之电子体温单或体温单（30分）

项目	指引标准	分值	扣分标准
楣栏（1分）	用蓝黑钢笔正确填写或正确输入姓名、性别、年龄、科室、病室、床号、住院病历号、页码；填写清晰、无漏项。	1	1项不符合要求扣相应分值

项目	指引标准	分值	扣分标准
日期栏 （4分）	1. 住院日期：用蓝黑笔填写或正确输入，每页第一日填写年—月—日中间以横杠隔开（电子体温单以点隔开）。	1	1项不符合要求扣相应分值
	2. 跨月写月—日，跨年写年—月—日。	1	
	3. 住院日数用阿拉伯数字填写，自第一日起为"1"连续写至出院。	1	
	4. 手术（分娩）次日用蓝黑笔书写或正确输入第1日，依次写至第14日。14日内再次手术应把第二次手术日作为分子，第一次手术日作为分母。	1	
40～42℃ （3分）	1. 红笔顶格纵写或正确输入入院、出院、转入、手术、分娩、死亡，除手术不写时间外其他一律用阿拉伯数字按24小时制，纵向填写 X 时 X 分，竖破折号占两个小格，手术应写在患者离开病房入手术室相应时间栏内。	2	1项不符合要求扣相应分值
	2. 转科患者由转入科室填写或输入转入时间。	1	
书写 内容 （7分）	1. 一般患者测 T、P、R 每日1次，患者不在时需在2小时内补测。	0.5	1项不符合要求扣相应分值
	2. 新入院、手术患者每日测 T、P、R 4次，连测3日。	0.5	
	3. 无监护的一级护理患者，每日测 T、P、R、BP 4次。	1	
	4. 手术患者前一日，测 T、P、R 4次。	1	
	5. 体温在37.5℃以上者测 T、P、R 每日4次，连测3日，体温正常3日后恢复每日测1次。	1	
	6. 39℃以上者，每4小时测 T、P、R 1次，体温正常3日后每日测1次。	1	
	7. 物理降温30分钟后测得的体温用红圈"o"表示，在物理降温前温度的同一纵格内，用红色虚线与降温前的体温相连，下次体温与物理降温前的体温相连。	1	
	8. 体温不升者在35℃以下相应时间栏内用蓝黑笔纵写"T不升"。	1	
特殊项 目栏 （11分）	1. 呼吸在呼吸栏内用蓝黑笔填写或输入阿拉伯数字，1日2次以上，第一次在上方，以后依次上下交错，使用呼吸机的用 ® 表示，每日1次。	1	1项不符合要求扣相应分值
	2. 血压（mmHg）：用数字表示填入相应时段栏内，新入院当日和每周测1次血压并记录；特殊情况遵医嘱或护理常规记录，记录方式：收缩压/舒张压，若为下肢血压应标注。	1	

项目	指引标准	分值	扣分标准
	3. 出入量（mL）：记录 24 小时出入量，填入栏内，不足 24 小时按实际时数记录，记录方式为：实际时数、入量 / 实际时数、出量。	1	
	4. 小便：记录前一日下午至当日下午 24 小时的小便次数或小便量，填入相应日期内。不足 24 小时者按实际时数记录，尿失禁和留置尿管用 "*" 标记。	1	
	5. 大便次数：记录前一日下午至当日下午 24 小时的大便次数，连续三日未大便应采取措施（特殊情况例外），灌肠后大便次数按规定表示；大小便失禁、人造肛门、膀胱造瘘用 "*" 表示。	1	
	6. 体重（kg）新入院当日和每周测量 1 次，不能测者按具体情况记录 "卧床" 或 "平车"。	1	
	7. 身高（cm）新入院患者当日应测量身高并记录。	1	
	8. 药物过敏：用黑蓝笔写或输入药名及括号，阳性用红笔写或输入 "+"；住院前存在的过敏药物及物质用红笔全称注明或输入 "×××过敏"。	1	
	9. 特殊治疗：记录特殊药物治疗用量及特殊治疗等。	1	
	10. 空格栏：可作为需观察增加内容和项目。	1	
	11. 页码：用阿拉伯数字填写或输入，书写正确。	1	
绘制及打印要求（4分）	1. 书写整洁，字迹工整，无刮、涂、沾、贴等现象。	1	1 项不符合要求扣相应分值
	2. 点圆线直、点线分明，连线到位，粗细均匀。	1	
	3. 测量和绘制数据准确，原始记录保存 1 周，三测单与患者情况相符。	1	
	4. 电子体温单满一页或患者出院、死亡及时打印体温单。	1	

护理文书管理工作指引（100分）

之医嘱单或电子医嘱单（30分）

项目	指引标准	分值	扣分标准
楣栏	项目及页码填写齐全、准确。	1	
医嘱内容（27分）	1. 医嘱处理正确，处理／执行时间及时、准确、签全名；即刻医嘱执行时间不超过15分钟。	2	1项不符合要求扣相应分值
	2. 若有数条长期医嘱，签名者只需在起始行和最后一行签名，中间以"、"填充；电子医嘱签名时输入用户名和密码即可。	1	
	3. 执行长期备用医嘱前需查看上一次医嘱执行时间；每执行一次均应在临时医嘱栏内做好记录，并注明执行时间。	2	
	4. 分娩或手术后应在原长期医嘱下画一红线（电子医嘱随打印色），表示以前医嘱停止。	1	
	5. 患者转科、出院、或死亡时应在临时医嘱栏内注明转科、出院、死亡时间，并用红笔在长期医嘱下画一横线（电子医嘱随打印色）。	1	
	6. 药物过敏试验医嘱，皮试结果阳性用红笔或输入"+"表示，阴性用蓝笔或输入"—"表示，并注明药物批号。	2	
	7. （1）医嘱签收前必须认真审核；（2）对不规范医嘱及时拒签或对有疑问的医嘱，及时询问主管医师；（3）确认后方可执行。	6	未认真审核1次扣2分
	8. 重整医嘱时在原医嘱最后一行下面用红笔画一横线，在线以下用红笔写"重整医嘱"和日期、时间、整理人（电子医嘱随打印色）。	1	

续表

项目	指引标准	分值	扣分标准
	9. 一般情况下，不执行口头医嘱。（1）因抢救急危患者需要下达口头医嘱时，护士应当复述1遍；（2）抢救结束后，医师立即据实补记医嘱。	2	
	10. 医嘱不得涂改，只能由医生用红笔注明或输入"取消"字样并签名。如护士已签名正要执行，护士也须用红笔注明或输入"未用"字样并签名。	1	
	11. 护士发现医嘱违反法律、法规、规章或诊疗技术规范，应及时向开具医嘱的医师提出，必要时应向科主任、护士长或相关职能科室的管理人员报告。	2	1项不符合要求扣相应分值
	12. 每班查对医嘱1次，并在医嘱查对本上签全名。（1）凡需下一班执行的临时医嘱，交代清楚，并在护士交班记录上注明；（2）每周护士长总查对1次，在医嘱查对本上签全名。	2	
	13. 办公班需经科室培训考核合格后的护士方可上岗，不具备护士执业资格者不可单独处理医嘱。	2	
	14. 医嘱记录单打印后按要求如实签名。	1	
书写及打印要求（2分）	1. 用蓝黑水笔或碳素笔签署时间及姓名。 2. 字迹清晰工整，无涂改。 3. 执行医嘱正确。 4. 医嘱满一页或患者出院、死亡及时打印医嘱单。	0.5 0.5 0.5 0.5	1项不符合要求扣相应分值

护理文书管理工作指引（100分）

之病危病重 / 一级护理记录单（电子 / 手写）（40分）

项目	指引标准	分值	扣分标准
楣栏	项目及页码填写齐全、准确。	1	1项不符合要求扣相应分值
时间栏 （2分）	1. 记录采用24小时制，应当具体到分钟。隔日和换页时应标明日期。 2. 12、24小时小结均应标明月、日、时间。	1 1	
出入量栏 （4分）	1. 按要求准确记录出入量；19时小结日间（7：00—19：00）液体出入量，在项目栏中注"12小时小结"，并用蓝黑笔双线标识（电子护病记录单随打印色）。 2. 次晨7时用蓝黑笔总结24小时（7：00—7：00）出入液量，并用红笔双线标识（电子护病记录单随打印色）。 3. 不足12小时或24小时的按实际记录时数小结或总结。	2 1 1	出入量记录不准确1处扣0.5分，其他不符合要求扣相应分值
各项目实施记录要求 （33分）	1. 根据患者病情决定记录频次，若患者下病危或病重应随病情变化随时做好记录；未下病危或病重的一级护理监护的患者，每班总结性记录1次。体温无特殊变化至少每日测量4次；患者发生病情变化或抢救时应随时客观、准确记录，遇有特殊情况，应在6小时内据实补记。 2. 根据医嘱要求及相应专科疾病护理特点，密切观察并及时、客观记录患者病情变化、生命体征、给予的治疗、护理措施和效果评价等，每次记录后签全名。	4 5	患者有病情变化未及时记录1次扣1分，出现复制上1班次记录1次扣3分
	3. 根据患者实际意识状态选择相应意识于表格内。 4. 吸氧：单位为升/分（L/min），直接在相应栏内填入数值，并记录吸氧方式。 5. 皮肤情况：正常在表格中打"√"，异常打"×"，并在病情栏具体描述异常情况。 6. 管路护理：根据患者置管情况填写相关置管名称，如：静脉置管、胃管、导尿管、引流管等。管路正常在表格中打"√"，异常打"×"，并在病情栏具体描述异常情况。	2 2 2 2	1项不符合标准要求扣相应分值

项目	指引标准	分值	扣分标准
各项目实施记录要求（33分）	7. 手术患者：①应记录患者离开病室去手术室的时间；②术毕回房时间、麻醉方式、实施手术名称、生命体征、意识状态、各种管道引流情况、伤口渗出、敷料固定情况、患者皮肤情况、目前主要治疗、护理措施、患者的反应、专科观察护理要点等。	3	②中每一小项不符合要求扣0.5分
	8. 死亡患者：重点记录抢救经过、抢救时间、死亡时间。	2	皮肤情况记录不准确1次扣0.5分，项目每1项不符合标准要求扣相应分值
	9. 转科患者应及时记录转出（转入）时间、科等。	2	
	10. 引流液发生变化时须记录引流液的量、色及性质。	2	
	11. 引流管脱出，记录发现时间及汇报医师后医嘱处置结果和局部情况。	2	
	12. 如实、准确记录皮肤破损、压疮等异常情况。	2	
	13. 如实、及时记录住院期间发生的呈全身反应的药物过敏现象。	2	
	14. 满页及时打印。	2	
	15. 护理记录单打印后按要求如实签名。	1	

特殊护理单元工作指引

手术室护理管理工作指引（100分）

项目	指引标准	分值	扣分标准
建筑布局（6分）	1. 洁净手术室的建筑布局合理，基本配备、净化标准和用房分级等应当符合《医院洁净手术部建筑技术规范 GB50333-2013》标准。 2. 功能流程合理，洁污流线分明。 3. 手术间数量与辅助用房配置能满足医院日常手术工作量（根据手术科室的床位数与手术量设置）。 4. 每个手术间限设一张手术床。	2 2 1 1	现场查看，1项不符合要求扣1~2分
设备设施（6分）	1. 手术间基本设备、设施配备符合要求。医用气体根据需要设置，各种气源终端接口，标识清楚。 2. 有仪器设备管理制度和管理小组，设施、设备功能完好并处于备用状态。大型仪器有使用登记。 3. 手术器械配置能满足手术需要。 4. 精密、贵重仪器根据医院开展手术情况配置，必备设备和急救设备配置满足需要，有专人管理。 5. 手术设备做到"四定"（定人管理、定点存放、定期检查、定期维护），"四防"（防尘、防潮、防蚀、防盗）。	 1 1 1 1 2	现场检查，1项不符合要求扣1~2分
人员要求（8分）	1. 人员编制合理，手术台与手术护士之比为1:3，根据工作需要，配备适当数量的辅助工作人员和设备技术人员。人员资质符合要求，梯队结构合理。	2	查看相关文件和资料，1项不合要求扣1分

项目	指引标准	分值	扣分标准
	2.遵守各项制度，履行岗位职责。各项服务行为符合护士行为规范。及时完成院科各项指令性任务。	2	
	3.有分层次手术室护士培训计划，有岗位培训、专科护理知识与技能培训。	1	
	4.定期进行业务技术考核，逐步实行岗位管理。	1	
	5.建立与医院手术工作相适应的层级管理模式，设护士长领导下的手术专科组长——手术分组管理。	1	
	6.有人力资源应急调配方案和调配制度，积极服从应急调配。	1	
安全管理（25分）	1.有手术室工作制度、手术安全管理制度、接送患者制度、手术安全核查制度、手术物品清点制度、标本管理制度、药品管理制度、输血查对制度、参观制度、手术患者交接制度、技术操作流程、手术护理配合常规等。	3	查看资料，一处不符合要求酌情扣1～3分；未执行或执行不到位扣1～2分，造成护理不良事件酌情扣分
	2.有质控小组与评价标准，手术期各环节护理有具体评价细则。按照PDCA循环，每月有计划、有实施、有检查、有评价分析，每月有全科护士参加的质控汇总会议记录，参加全院质量分析会议有记录。	3	查看资料，缺1项扣1分
	3.有各类突发事件应急预案和处置流程，快速有效应对意外事件。	2	查停水、停电、停气、停空气净化系统、医用气体泄漏和失火等应急预案，缺1项扣1分，提问护士，回答不全扣0.5～1分
	4.手术室质量管理有追溯。不良事件有报告、有讨论分析、有整改措施追踪检查记录；各项异常监测及一类手术切口感染病例有调查、统计、原因分析、整改措施；各类术毕器械有使用登记；便于追踪。	3	查看各种资料，无记录或记录不全扣0.5～1分，实际未落实扣1～3分

续表

项目	指引标准	分值	扣分标准
	5. 专人负责药品管理，高危药品分类标识清楚，各类药品专柜分类存放，手术间固定药品及时补充，至少每周大检查1次并记录，物品、药品每月1次有检查，近效期物品药品有登记，急救物品完好率100%。	2	现场查看，提问护士，1项不合格扣0.5~1分，无登记扣1分
	6. 手术间温湿度、静压差和水、电、气等安全设施，每天有专人负责检查并记录。	2	查看资料，缺项扣1~2分
	7. 制订并落实职业暴露防护制度，防护用品及设施配备齐全，使用方法正确，防护用品有定期清洁消毒记录。	2	现场查看，提问护士，缺1项酌情扣1分；无清洁消毒记录扣0.5~1分
	8. 有手术患者常见护理风险和预防措施，有手术患者意外伤害防范措施，并落实，有手术体位用物。手术体位垫应有清洁消毒记录。	5	
	9. 按手术分级管理安排手术间和手术人员。	1	
	10. 有急诊手术患者"绿色通道"。正确使用手术患者推车，运送时根据病情加护栏或约束带，危重患者有医务人员一同护送。	2	查手术安排表，1项不符合扣1~2分
手术安全核查（15分）	1. 接患者的工作人员按要求详细查对患者信息资料，如实填写"手术患者交接记录单"。知晓并执行七不接规定。	2	现场查看并提问，不知晓或无记录每项扣1~2分，各项记录1项不全扣1分
	2. 患者入室后，按规定时段与手术医师、麻醉医师一起进行安全核查，保证准确无误，及时准确填写手术安全核查表，核查者知晓核查内容。	4	
	3. 准确执行术中口头医嘱；急救措施到位。	2	
	4. 手术前、关闭体腔前、关闭体腔后、缝合皮肤后清点核对台上所有手术器械、敷料，术中增减器械、敷料及时记录，执行者签名。	4	

项目	指引标准	分值	扣分标准
	5. 严格执行标本管理制度及流程，标本质量符合要求，标本准确无误，手术患者标本管理正确执行率100%。	2	
	6. 术后患者安全核查及时、全面。	1	现场查看记录，不符合要求扣1分
医院感染控制（30分）	1. 有医院感染预防与控制相关规章制度和工作规范。	2	查看资料，提问护士，缺1项扣1分
	2. 手术室环境卫生质量：洁净空调系统运行达自净时间后方可实施手术，术前、术毕、连台手术之间应进行手术间清洁，被血液、体液污染的区域要及时清洁消毒，有记录，公共区域每日至少终末清洁消毒1次，随时保洁，保持环境整洁。各项清洁消毒有记录。	3	现场查看，提问护士，未达要求扣1~3分
	3. 检查无菌物品灭菌质量，无过期物品，包装材料符合要求，消毒、灭菌合格率100%，放置符合要求；各区域物品有定期检查记录，近效期物品有登记。	3	抽查无菌物品，1项不合格扣1~2分，无检查或近效期物品未登记扣1~2分
	4. 使用中的消毒剂、灭菌剂合格率100%。各类消毒剂按规定要求有开启日期，且在有效期范围内使用。	2	查看院感反馈记录，没有扣1分；无开启日期扣1分；使用过期物品扣1分
	5. 接触患者皮肤、黏膜的麻醉器械、器具及物品一人一用一消毒；一次性医疗器具不得重复使用。	2	现场查看，1项不合格扣1分
	6. 手术人员着装符合要求，严格执行手卫生规范。刷手间设施符合外科手消毒规范要求，有外科手清洗消毒流程。	2	现场查看，抽查护士洗手程序，不合要求扣1~2分
	7. 实施手术过程中严格坚持无菌技术操作原则及手术隔离技术，急诊手术实施标准预防。	3	现场抽查护士无菌技术操作或手术隔离技术，1项不合格扣1~2分

项目	指引标准	分值	扣分标准
	8. 各项常规监测（空气、物表、手、使用中消毒液）及各种灭菌器械生物监测按时进行，并有监测结果记录。	3	查监测资料，缺1项扣0.5分
	9. 按时执行围手术期抗生素等医嘱，电子医嘱执行及时无遗漏，每日有检查记录。	2	查临时医嘱，未按时执行者扣1分；无检查记录扣0.5分
	10. 按照手术通知单上注明的感染情况合理安排手术间及手术时间，特殊感染手术应在负压手术间进行，术毕按相关清洁消毒技术规范处理。	5	查看资料，提问护士，1项做不到扣1~3分
	11. 医疗废物严格按规范进行分类处理，交接记录执行双签字。暂存处有清洁消毒记录，按规范执行。	3	现场抽查，处理不符合要求扣1~3分
文书记录（10分）	手术室各项护理文书符合文书书写质量标准，遵循客观、真实、准确、及时、完整原则。	10	抽查病历或现场查看，1项记录不符合要求扣1分

麻醉恢复室护理管理工作指引（100分）

项目	指引标准	分值	考核方法
护理文书（25分）	1. 字迹工整，无刮、粘、涂等修改现象。	5	现场查看，1项做不到扣1~5分
	2. 各项记录齐全，无漏项。	5	
	3. 内容客观、真实、准确、及时、完整。	5	
	4. 签字字迹清晰，签全名。	5	
	5. 书写格式按护理文书书写规范。	5	
消毒隔离（25分）	1. 严格执行无菌技术操作规程和各项消毒隔离技术规范。	5	现场查看，1项做不到扣1~5分
	2. 手卫生规范落实，实行标准预防。	4	

续表

项目	指引标准	分值	考核方法
	3. 一次性无菌物品严禁重复使用，定期检查有记录，包装完好，无过期。	4	
	4. 无菌物品与非无菌物品分别放置，使用中的各种消毒液按照相关规定有开启时间，在有效期内使用。	4	
	5. 特殊感染、传染病患者应严格按相应消毒隔离方法处理。	4	
	6. 医疗废物按规范进行分类处置，一次性螺纹管、面罩、呼吸囊用后毁形，利器盒有开启时间，使用符合规范要求。	4	
急救仪器设备药品（25分）	1. 根据需要配备急救物品和急救药品。	3	现场查看，1项做不到扣1~5分
	2. 急救物品做到"五固定"，定物、定量、定位、定专人保管、定时检查，完好率100%。	3	
	3. 急救仪器设备按需要配备充分，满足手术需求。各设备实施处于良好备用状态，大型仪器有使用登记。	3	
	4. 吸引装置清洁、消毒备用。	3	
	5. 柜内物品放置有序，标签醒目，无过期。	3	
	6. 药品标签明显、清晰，无过期、变质、变色、发霉。	5	
	7. 精神类药品、麻醉药品上锁管理。	5	
岗位质量标准（25分）	1. 严格执行上班制度，仪表符合手术室护士要求。	1	现场查看，1项做不到扣1~3分
	2. 每日至少对室内物体表面清洁擦拭消毒1次并有记录。有污染或怀疑有污染时，根据污染情况用相应浓度的含氯消毒剂擦拭消毒。	2	
	3. 室内每日用循环风空气消毒1次并记录。	2	
	4. 定时对麻醉机内部回路消毒并记录。	2	
	5. 严格遵守出入恢复室标准，按照流程转入和转出患者。	1	
	6. 严格执行拔管指征和拔管操作，遵守无菌操作原则。	2	
	7. 在医生指导下监测、评估、护理、记录和处置。	1	
	8. 严密监测患者，如有异常情况及时汇报主管麻醉医生，根据医嘱采取相应的护理措施，及时记录。	2	
	9. 在恢复期发生并发症时，遵医嘱按照相应流程配合治疗和护理。	1	
	10. 恢复期间出现特殊情况时启动应急预案。	1	
	11. 每例入室患者都要有登记。与巡回护士交接有记录，与病房护士交接有记录。	1	

续表

项目	指引标准	分值	考核方法
	12. 抢救物品无过期，抢救器材完好，定期检查、维护保养和记录。	2	
	13. 负责监督恢复室及生活区卫生员的工作。	1	
	14. 仪器定位放置，每日清洁，不允许外借。	1	
	15. 每周检查固定物品，及时补充，防短缺，防止过期。	3	
	16. 整理恢复室卫生，物品归位，拔除各仪器电源。	1	
	17. 下班前检查氧气、吸引器、监护仪开关等，处于关闭状态，门上锁。	1	

重症医学科专科工作指引（100分）

项目	指引标准	分值	扣分标准
布局设置（10分）	1. ICU 应该与其主要服务的医疗区域邻近，以方便重症患者的转运；ICU 应尽可能邻近手术室、医学影像科、检验科和输血科（血库）等区域，方便重症患者的检查和治疗。	2	1 项不符合要求扣 1 ~ 2 分，造成严重响者扣 5 ~ 10 分
	2. ICU 的整体布局应划分医疗区、办公区、污物处理区和生活辅助区等功能区域，各区域相对独立，以减少干扰并有利于感染控制。	2	
	3. ICU 内单间病房的使用面积不少于 18 平方米，多人间病房应保证床间距不少于 2.5 米，必须配置足够的非接触式洗手设施和手部消毒装置，单间病房每床 1 套，开放式病床至少每 2 床 1 套。	2	
	4. ICU 应当有良好的自然采光和通风条件；为保持室内空气环境，应独立控制各功能区域或每个单间病房的温度和湿度；可装配空气净化系统，根据需要设置空气净化等级；必要时能够保证自然通风。 医疗区域内的温度应维持在（24±1.5）℃左右，相对湿度应维持在 30% ~ 60%。	2	

项目	指引标准	分值	扣分标准
	5. 重症医学科的建筑应该满足提供医护人员便利的观察条件和在必要时尽快接触病人的通道。装饰必须遵循不产尘、不积尘、耐腐蚀、防潮防霉、防静电、容易清洁和符合防火要求的原则。	2	
人员要求（10分）	1. 重症医学科必须配备足够数量的医护人员。重症医学科的医护人员应当经过重症医学的专业培训，掌握重症医学基本理念、基础知识和基本操作技术，具备独立工作的能力。护士人数与床位数之比不低于 3 : 1。	2	1 项不符合要求扣 1～5 分
	2. 仪表行为规范，佩卡上岗，服务态度好，知晓工作职责、核心制度。	2	
	3. 熟练掌握各种应急预案、抢救程序、各项急救技能、重症患者疾病护理知识与十六系统疾病护理。掌握常见疾病理论知识，各项护理技术，专科仪器设备使用，常用药物、抢救药物的作用、不良反应、效果观察及注意事项。当班护士了解病室动态，掌握危重患者的病情，落实各项护理措施。	4	
	4. 护理多重耐药菌感染或定植患者时，应该单间隔离或床边隔离，悬挂接触隔离标识，人员相对固定。	1	
	5. 患有呼吸道感染、腹泻等感染性疾病的医务人员，应避免直接接触患者。	1	
科室管理（15分）	1. 有工作制度、抢救制度、值班、交接班制度、查对制度、分级护理制度（专科特级护理细化内容）、护理文件书写规范、护理查房、护理病例及死亡病例讨论制度、患者转出转入制度、特殊用药管理制度、探视制度、物资管理制度、告知制度、危重患者及压疮患者上报制度、危急值报告制度、重症监护质量检测指标等并落实。	2	1 项不符合要求扣 1～5 分，造成严重影响者扣 5～15 分
	2. 有质控小组及评价标准，有年计划、月安排、周重点、年终总结；每日检查护理工作有记录；护士长每天对危重患者进行评估有记录，每月召开全体护士会	2	

项目	指引标准	分值	扣分标准
	有记录；每月有质量检查、护理不良事件登记、护理质量讲评分析及持续改进措施，参加全院质量分析会议等有记录。		
	3. 有各级各班护士工作职责及考核标准，有专科护理人员的岗位资质，护士熟悉并落实职责。护士护理患者实行责任包干，落实整体护理。工作内容包括病情观察、治疗、基础护理、康复及健康指导等内容。	2	
	4. 有专科常见疾病的护理常规及具有专科特色的护理应急预案（必备：呼吸机停电预案；气管插管意外脱管预案等），护士掌握并能熟练运用。	1	
	5. 根据临床需要和护士意愿，实施弹性排班，有利于责任护士对患者提供全程连续的护理服务。护士长应加强对特殊时段、节假日、晚夜班质量管理，人员安排合理。	1	
	6. 有培训组织、各级人员培训计划并组织实施，专科业务学习每月二次。	1	
	7. 有护理工作流程，包括患者出入 ICU 流程、患者交接流程、转科转院流程、外出检查流程、晨晚间护理工作流程等，护士熟悉相关流程并落实。	2	
	8. 管床护士完全掌握所管患者病情（一般资料：床号、姓名、性别、年龄、主管医师；主要病情：住院原因、目前身体状况、临床表现、饮食、睡眠、大小便、活动情况、心理状况；主要诊断、第一诊断；治疗措施：主要用药的目的、手术名称和日期；主要辅助检查的阳性结果；主要护理问题及护理措施；病情变化的观察要点）。	2	
	9. 有科室绩效考核实施方案并充分体现多劳多得、优绩优酬、绩效考核侧重护士的实际工作能力，包括（护理工作数量、质量、技术难度、患者满意程度），绩效分配应公开、公正、公平、透明。	2	

项目	指引标准	分值	扣分标准
护理安全（15分）	1. 各类药物分类放置，标识清晰，保存、保管方法正确，无过期、变质。高危药品按等级分类，固定基数，定点放置，专人保管，标识醒目。麻醉药品、一类精神药品注射剂残留液处理要及时准确登记。抢救药品及用物齐全，急救物品五定管理：定人保管、定点放置、定时核对、定量补充、定时消毒，并且有专科药物说明书。无散在裸露的注射药、口服药，所有注射药用原包装盒盛装。	3	1项不符合要求扣1~5分，造成严重影响者扣5~15分
	2. 有预防职业暴露的防护用具及措施，使用后应有登记。	1	
	3. 抢救中执行口头医嘱时，应向医生复述，双方确认无误方可执行。	2	
	4. 落实"危急值"报告制度及流程，上报与记录符合要求。	2	
	5. 危重患者转运及外出检查有医务人员护送，备相应急救用物。有安全保护措施，护栏、约束带等使用正确，无并发症。感染患者要注明相应的感染标识。	2	
	6. 患者有双重身份识别标志，信息项目齐全且标志醒目。	1	
	7. 各类抢救仪器有专人管理，每周检查一次，并建立专用的检修登记本。仪器悬挂简易操作流程；使用后及时清理；氧气和负压吸引装置等每天检查登记，保持完好率100%，并有检修记录。	2	
	8. 冰箱清洁，无私人物品，药品无过期、变质，温度维持在2℃~8℃，每月定期清洁除霜并记录。	2	
呼吸机相关性肺炎目标检测（15分）	呼吸机相关肺炎的预防和控制 1. 应每天评估呼吸机及气管插管的必要性，尽早脱机或拔管。	2	1项不符合要求扣1~5分，造成严重影响者扣5~15分
	2. 若无禁忌证应将患者头胸部抬高30度~45度，并应协助患者翻身拍背及震动排痰。因临床工作需要，在降低患者床头前应先进行吸痰及囊上分泌物吸引，并尽快恢复床头抬高位。	2	
	3. 应使用有消毒作用的口腔含漱液进行口腔护理，每6h~8h一次。口腔护理前后均应维持气囊压力在20~30 cm H$_2$O，并评估气管插管的深度。	2	

续表

项目	指引标准	分值	扣分标准
	4. 宜选择经口气管插管，如有气管切开患者应保持气管切开部位的清洁、干燥。	1	
	5. 气囊放气或拔出气管插管前应确认气囊上方的分泌物已被清除。	1	
	6. 呼吸机管路湿化液应使用无菌水，呼吸机冷凝水集水杯应处于管路系统最低点。呼吸机外壳及面板应每天清洁消毒 1 ~ 2 次。	2	
	7. 呼吸机外部管路及配件应一人一用一消毒或灭菌，无须定期更换呼吸机管路，仅在出现肉眼可见污渍或出现故障时更换呼吸机管路。	2	
	8. 呼吸机内部管路的消毒按照厂家说明书进行。	1	
	9. 应每天评估镇静药使用的必要性，尽早停用。	2	
留置尿管目标检测（15分）	导尿管相关尿路感染的预防和控制 1. 妥善固定尿管，避免打折、弯曲，保证集尿袋高度低于膀胱水平，避免接触地面，防止逆行感染。	1	1 项 不 符合 要求 扣 1 ~ 5 分，造成严重影响者扣 5 ~ 15 分
	2. 保持尿液引流装置密闭、通畅和完整，活动或搬运时夹闭引流管，防止尿液逆流。	1	
	3. 应当使用个人专用的收集容器及时清空集尿袋中尿液。清空集尿袋中尿液时，要遵循无菌操作原则，避免集尿袋的出口触碰到收集容器。	2	
	4. 不应当常规使用含消毒剂或抗菌药物的溶液进行膀胱冲洗或灌注以预防尿路感染。	2	
	5. 应当保持尿道口清洁，大便失禁的患者清洁后还应当进行消毒。留置导尿管期间，应当每日清洁或冲洗尿道口。	2	
	6. 长期留置导尿管患者，不宜频繁更换导尿管。若导尿管阻塞或不慎脱出时，以及留置导尿装置的无菌性和密闭性被破坏时，应当立即更换导尿管。	2	
	7. 患者出现尿路感染时，应当及时更换导尿管，并留取尿液进行微生物病原学检测。	1	
	8. 每天评估留置导尿管的必要性，不需要时尽早拔除导尿管，尽可能缩短留置导尿管时间。	2	

项目	指引标准	分值	扣分标准
	9. 对长期留置导尿管的患者，拔除导尿管时，应当训练膀胱功能。	1	
	10. 医护人员在维护导尿管时，要严格执行手卫生。	1	
血管导管目标检测（15分）	血管导管相关血流感染的预防和控制 1. 应当尽量使用无菌透明、透气性好的敷料覆盖穿刺点，对高热、出汗、穿刺点出血、渗出的患者可使用无菌纱布覆盖。	1	1 项 不 符 合 要 求 扣 1 ~ 5 分，造 成 严 重 影 响 者 扣 5 ~ 15 分
	2. 应当定期更换置管穿刺点覆盖的敷料。更换间隔时间为：无菌纱布至少 1 次 /2 天，无菌透明敷料至少 1 次 / 周，敷料出现潮湿、松动、可见污染时应当及时更换。	2	
	3. 医务人员接触置管穿刺点或更换敷料前，应当严格按照《医务人员手卫生规范》有关要求执行手卫生。	1	
	4. 中心静脉导管及 PICC，尽量减少三通等附加装置的使用。保持导管连接端口的清洁，每次连接及注射药物前，应当用符合国家相关规定的消毒剂，按照消毒剂使用说明对端口周边进行消毒，待干后方可注射药物；如端口内有血迹等污染时，应当立即更换。	2	
	5. 应当告知置管患者在沐浴或擦身时注意保护导管，避免导管淋湿或浸入水中。	1	
	6. 输液 1 天或者停止输液后，应当及时更换输液管路。输血时，应在完成每个单位输血或每隔 4 小时更换给药装置和过滤器；单独输注静脉内脂肪剂（IVFE）时，应每隔 12 小时更换输液装置。外周及中心静脉置管后，应当用不含防腐剂的生理盐水或肝素盐水进行常规冲封管，预防导管堵塞。	2	
	7. 严格保证输注液体的无菌。	1	
	8. 紧急状态下的置管，若不能保证有效的无菌原则，应当在 2 天内尽快拔除导管，病情需要时更换穿刺部位重新置管。	1	

续表

项目	指引标准	分值	扣分标准
	9. 应当每天观察患者导管穿刺点及全身有无感染征象。当患者穿刺部位出现局部炎症表现，或全身感染表现的，怀疑发生血管导管相关感染时，建议综合评估决定是否需要拔管。如怀疑发生中心静脉导管相关血流感染，拔管时建议进行导管尖端培养、经导管取血培养及经对侧静脉穿刺取血培养。	1	
	10. 医务人员应当每天对保留导管的必要性进行评估，不需要时应当尽早拔除导管。	1	
	11. 若无感染征象时，血管导管不宜常规更换，不应当为预防感染而定期更换中心静脉导管、肺动脉导管和脐带血管导管。成人外周静脉导管 3 ~ 4 日更换一次；儿童及婴幼儿使用前评估导管功能正常且无感染时可不更换。外周动脉导管的压力转换器及系统内其他组件（包括管理系统，持续冲洗装置和冲洗溶液）应当每 4 日更换一次。不宜在血管导管局部使用抗菌软膏或乳剂。	1	
	12. 各类血管导管相关感染的特别预防措施见附件。长期置管患者多次发生血管导管相关血流感染时，可预防性使用抗菌药物溶液封管。	1	
手卫生（5分）	1. 应配备足够的非手触式洗手设施和速干手消毒剂，洗手设施与床位数比不低于 1 : 2，单间应每床 1 套，每床配备速干手消毒剂。	1	1 项 不 符 合 要 求 扣 1 ~ 5 分
	2. 干手用品宜使用一次性干手纸巾。	1	
	3. 医务人员手卫生应符合 ws|t313 的要求。	2	
	4. 探视者进入 ICU 前后应洗手或用速干手消毒剂消毒双手。	1	

消毒供应中心管理工作指引（100分）

项目	指引标准	分值	扣分标准
建筑布局（5分）	各区域建筑布局符合规范要求。	5	1项不符合要求扣0.5分
设备设施（5分）	各区域设备设施符合规范要求。	5	1项不符合要求扣0.5分
人员要求（6分）	1. 根据实际需求配备相应的工作人员，包括注册护士、消毒员、卫生员。 2. 持证上岗（护士持有护士注册证，消毒员持有特种设备作业证，另外消毒供应中心人员需接受相应岗位培训并取得山西省护理学会的岗位培训合格证）。	3 3	1项不符合要求扣相应分值
满意度（6分）	1. 护士工作无投诉。 2. 护士工作中无纠纷。 3. 护士工作中无事故发生。	2 2 2	1项不符合要求扣相应分值
在岗仪表（7分）	1. 着装整洁。 2. 工作期间出科按要求佩戴胸卡。 3. 穿护士服，纽扣齐全，腰带松紧适宜。 4. 戴护士帽，发不过肩，使用医院统一的头花，固定头发的卡子用黑色，固定帽子的用白色，不戴彩色头花等饰品。 5. 穿白色软底无响声的鞋，穿白色、肉色袜，不裸脚上班，不穿深色袜和黑健美裤。 6. 不留长指甲，手指、足趾甲不涂有色指甲油，工作时间不浓妆艳抹，不戴耳环、手链、足链、戒指。 7. 裙子不超过隔离衣。	1 1 1 1 1 1 1	1项不符合要求扣相应分值
护理岗位（6分）	1. 知晓本岗位职责，并履行本岗位职责。 2. 上班期间不脱岗、不离岗。 3. 紧急、意外事件履行请假制度。	2 2 2	1项不符合要求扣相应分值

续表

项目	指引标准	分值	扣分标准
继续教育 （6分）	1. 每月参加科室的业务学习并有笔记。 2. 每月参与科室的护理质量控制汇总会议。 3. 按时参加院内、片区、科内的各种培训。	2 2 2	无故不参加 扣相应分值
护理安全 （6分）	1. 主动上报护理安全（不良事件）。 2. 严格执行各岗位交接，有交接记录。 3. 掌握科内应急预案。 4. 熟练掌握各项操作流程。 5. 熟练掌握各种设备的操作。 6. 掌握科内制度，并有效落实。	1 1 1 1 1 1	1项不掌握扣 0.5分
职业 防护 （8分）	1. 在诊疗场所回收污染物品，必须戴圆帽、手套。 2. 在去污区清点分类，应戴圆帽、口罩、防护服或防水围裙、专用鞋、双层手套，可使用护目镜或面罩。 3. 手工清洗应使用圆帽、口罩、防护服或防水围裙、专用鞋、手套、护目镜或面罩。 4. 检查、包装应戴圆帽，穿专用鞋，可使用口罩、手套。 5. 无菌物品卸载应戴圆帽，穿专用鞋，可使用具有防烫功能的手套。 6. 灭菌物品装载、无菌物品发放，应戴圆帽、穿专用鞋。 7. 安全规范操作。 8. 如遇突发事件，启动应急预案，有效控制损害。	1 1 1 1 1 1 1 1	1项做不到扣 0.5分
下收 下送 （7分）	1. 按时、按需下收下送。 2. 微笑服务，沟通到位。 3. 回收物品需密闭运送，不在临床科室清点。 4. 运送过程对精密器械保护，并轻拿轻放。 5. 特殊污染的器械、物品单独回收（使用科室双层封闭包装，标明感染名称）。 6. 按要求进行手消毒。 7. 收送用具每次使用后清洗、消毒、干燥备用。	1 1 1 1 1 1 1	1项不符合要 求酌情扣分

项目	指引标准	分值	扣分标准
清点分类（5分）	1. 在去污区进行分类清点。	1	不符合要求酌情扣分
	2. 对回收的器械进行初步评估（性能、预处理）。	1	
	3. 按科室清点器械，并记录，数量不符合时，及时与科内沟通（下收人员沟通）。	1	
	4. 根据器械物品材质、精密程度、种类、科室、污染程度进行分类。	1	
	5. 准确记录。	1	
清洗（9分）	1. 检查水、电、汽、气符合要求。	1	不符合要求酌情扣分
	2. 检查清洗消毒器的工作条件、功能、清洁状况。	1	
	3. 选择合适的清洗消毒方法。	1	
	4. 手工清洗选择合适的清洗用具，严格按清洗流程进行。	1	
	5. 机械清洗需正确选择清洗程序。	1	
	6. 干燥柜干燥时，金属类干燥温度70℃~90℃，塑胶类干燥温度65℃~75℃（湿化瓶50℃~55℃）。	1	
	7. 及时准确进行清洗记录。	1	
	8. 工作结束后进行环境、设备清洁维护，清洗用具正确处理。	1	
	9. 医疗废物按要求处置。	1	
包装（8分）	1. 操作台保持干净、整洁。	1	不符合要求酌情扣分
	2. 用物准备齐全，如包装材料、纱布、棉球、包内指示卡等有序放置。	1	
	3. 对清洗后的器械、器具进行清洗质量检查，功能完好、无损毁。	1	
	4. 接触清洁物品前需洗手或手消毒。	1	
	5. 选择合适的包装材料及包装方法，纸塑包装前进行封口验证。	1	
	6. 正确配包，精密锐利器械需进行保护。	1	
	7. 按要求规范包装，灭菌包体积不宜超过30 cm×30 cm×50 cm，敷料包重量不宜超过5 kg，器械包重量不宜超过7 kg。纸塑袋密封包装其密封宽度应≥6 mm，包内器械距包装袋封口处应≥2.5 cm。	1	
	8. 与灭菌人员认真交接并准确记录。	1	

项目	指引标准	分值	扣分标准
灭菌 （6分）	1. 正确装载。	1	不符合要求 酌情扣分
	2. 选择合适的灭菌方法与灭菌程序。	1	
	3. 观察并记录灭菌时的温度、压力、时间等灭菌参数 及设备运行状况。	1	
	4. 规范进行各项监测（B-D、物理、化学、生物）。	1	
	5. 灭菌完毕，确认灭菌过程及监测结果合格。	1	
	6. 从灭菌器卸载取出的物品，冷却时间 >30 分钟。	1	
无菌 物品 管理 （10分）	1. 无菌物品存放区保持环境清洁，温度 <24℃、湿度 <70%。	1	不符合要求 酌情扣分
	2. 无菌物品存放架（柜）距地面高度 ≥ 20 cm，距离 墙 ≥ 5 cm，距天花板 ≥ 50 cm。	1	
	3. 消毒物品专架（柜）存放，标识明确。	1	
	4. 无菌物品固定基数存放，遵循先进先出的原则。	1	
	5. 近效期（≤ 7 日）物品放入专柜，酌情发放。	1	
	6. 一次性物品（近效期≤ 3 个月）要进行登记。	1	
	7. 无菌物品效期每周至少检查 1 次，一次性无菌物品 每月检查 1 次。	1	
	8. 发放前再次确认无菌物品的有效性和包装完好性。	1	
	9. 植入物应在生物监测合格后方可发放。	1	
	10. 做好相关各项记录。	1	

临床服务科护理管理工作指引（100 分）

项目	指引标准	分值	扣分标准
服务 形象 管理 （20分）	1. 着装、仪表规范，佩戴胸卡，接听电话及时，语言文明。	4	1 项（次） 不符合扣 1 分，造成严 重影响者扣 相应分值
	2. 按时到岗，不迟到、不早退，坚守工作岗位，不脱岗。	4	
	3. 工作积极主动，服务热情周到、解释耐心，不管任何 理由不允许和服务对象吵架。	4	
	4. 上班期间不干私活，不接打私人电话，不玩手机、电 脑游戏。	4	
	5. 各护理单元对服务满意，满意度≥ 97%。	4	

续表

项目	指引标准	分值	扣分标准
环境管理（10分）	1. 办公区卫生保持良好，垃圾倾倒及时。	2	1项（次）不符合扣1分，造成严重影响者扣相应分值
	2. 物品放置有序。	2	
	3. 电源插头安全完好。	2	
	4. 下班前做好水、电、门、窗、仪器的安全检查工作。	2	
	5. 不将私人物品放到工作区域。	2	
物资管理（20分）	1. 严格执行物资管理制度。	4	1项（次）不符合扣1分，造成严重影响者扣相应分值
	2. 科室物资有台账，账物相符。	4	
	3. 办公用品节约使用，防疫物资使用有登记。	4	
	4. 爱护并妥善保管运送工具，保持清洁，发现故障及时维修。	4	
	5. 提高警惕，防火、防盗，确保财产安全。	4	
业务管理（50分）	1. 接服务通知后按各项服务工作流程及时、准确完成任务，做好登记。	4	1项（次）不符合扣1分，造成严重影响者扣相应分值
	2. 工作登记做到及时、真实、准确、完整，时间具体到分。书写整洁，字迹工整，无刮、涂、粘、贴等现象。	4	
	3. 工作量统计准确，填写及时、真实。	4	
	4. 收取、运送标本、血液、药品严格执行查对制度，做好登记，当面交接双签字。	4	
	5. 标本、药品、血液制品轻拿轻放，在运送途中，防止震荡、破损、污染。	5	
	6. 每月按时完成在院患者及出院患者的满意度调查工作。	4	
	7. 每月按时收取各类报表，并准确分类送到相应的职能科室。	5	
	8. 积极参与科室、片区、院内继续教育学习，做好学习笔记。	4	
	9. 每天按规定取送病理检查报告单，交接双签字。	4	
	10. 完成实习带教工作。	4	
	11. 做好疫情防控工作。	4	
	12. 及时完成指令性任务。	4	

静脉配制室护理管理工作指引（100 分）

项目	指引标准	分值	扣分标准
设施与设备管理（10分）	1. 洁净区温度、湿度、气压等监测设备，每天有记录，超标时有处置记录。	1	1项不符合要求扣相应分值
	2. 空调净化系统、生物安全柜与超净工作台的工作状态每天有记录，如有故障及时联系相关科室。	1	
	3. 每月按标准进行洁净区空气培养〔十万级沉降菌≤ 10/（Ⅲ.0.5h），万级沉降菌≤ 4/（Ⅲ.0.5h），百级沉降菌≤ 1/（Ⅲ.0.5h）〕、超净工作台和生物安全柜等物体表面及调配人员双手（细菌总数≤ 5 cfu/cm²）、手套指尖微生物检测（细菌总数≤ 10 cfu/cm²）。	3	
	4. 紫外线各灯管编号明确，按使用情况如实累计消毒时间，一管一登记。	1	
	5. 紫外线灯管有故障，及时通知设备科维修。	1	
	6. 每半年监测紫外线灯管强度 1 次（≥ 70 uw/cm²），新更换的紫外线灯管使用前必须监测灯管强度（≥ 90 uw/cm²），并有记录。	1	
	7. 紫外线灯管新登记本首页需有最近一次强度监测记录。	1	
	8. 生物安全柜、超净工作台、紫外线灯管有故障，不能及时维修时，启动备用工作台。	1	
混合调配操作规程（20分）	1. 混合调配操作前，开启洁净区空调净化系统和洁净台净化系统不少于 30 分钟，并确认其处于正常工作状态，室内外压差符合规定。	2	1项不符合要求扣相应分值
	2. 同一操作台面上同一人不得同时进行两组（袋、瓶）或两组以上静脉用药调配。	2	
	3. 在操作台上不可摆放过多物品，所有操作应当在工作区内进行。	2	
	4. 医嘱标签上无审核人、摆药人签字不得调配。	1	
	5. 医嘱如有提交错误、用量错误、剂量过大、存在配伍禁忌等不予调配，交药剂师重新审核。	2	
	6. 在调配过程中严禁随意离开和大声喧哗。	1	
	7. 肠外营养液按操作规程调配和灌注。	2	

项目	指引标准	分值	扣分标准
	8.两种以上药品加入同一组（袋、瓶）时需按药品说明书要求和药品性质加入。	1	
	9.调配好的输液成品筐内除药品空瓶外，不得混有其他杂物，医嘱标签醒目无污染。	2	
	10.药液抽吸干净（空瓶内药液 10 mL 以上的平均残留量不得超过 3%，以下不得超过 5%）、无外溢，粉针应完全溶解，不得有残留挂壁。	3	
	11.严格执行退药工作流程。	1	
	12.摆台班备好一切操作用品，保证次日用物供应充足。	1	
医嘱查对（20分）	1.核对班按输液标签核对该药筐内摆放药品的名称、规格、数量；非整瓶（支）用量的药品，应计算药液的正确用量，并明确标注在输液标签"备注"栏内。	4	1 项不符合要求扣相应分值
	2.摆台班按输液标签查对溶媒无误后盖章；对非整瓶（支）用量的药品，药师未特殊标识时，在输液标签的"备注"栏内补记。	4	
	3.混合调配操作前按输液标签查对溶媒，药品名称、有效期及检查药品的完好性。	4	
	4.操作中按输液标签查对所加药品的用药剂量无误后注入相应的输液袋（瓶）内。	1	
	5.混合调配完成再次核对输液标签上的药品名称、规格、用量等准确无误，非整瓶（支）用量的药品，在正确用量标注栏内打"√"。	5	
	6.调配好的输液成品有调配人签名和时间，签字必须规范。	2	
无菌配制（15分）	1.严格执行手卫生管理。	1	1 项不符合要求扣相应分值
	2.严格按照洁净区标准更换工作鞋和工作服，裤子不拖地面，里面衣服、头发不外露、口罩全部遮住口鼻。	2	
	3.无菌物品必须在有效期内使用，用后及时补充。	2	
	4.所调配药品瓶口启封后必须进行消毒，消毒后不得再次污染，如发生污染再次进行消毒。	2	
	5.消毒液待干后，方可进行配制。	1	
	6.操作时注射器抽吸药液不得超过针筒容积的 3/4，以防活塞污染。	2	

项目	指引标准	分值	扣分标准
	7. 注射器针栓不得浸入药液中抽吸。	1	
	8. 一种药品使用一具注射器，严禁混用，用后及时废弃，遇污染随时更换。	2	
	9. 使用中的消毒用物有开启时间。	1	
	10. 胰岛素有开启时间，使用过程中可在室温（最高不超过25℃）条件下最长保存4周。	1	
职业防护（15分）	1. 细胞毒性药物配制必须在Ⅱ级A2型生物安全柜内配制，前窗玻璃不可高于警戒线。	2	1项不符合要求扣相应分值
	2. 配制细胞毒性药物时，在操作台中央铺一次性防渗透吸水垫，污染或操作结束时及时更换。	2	
	3. 操作者戴两副无粉乳胶灭菌手套，必要时佩戴护目镜。如操作过程中手套被刺破和污染时应立即更换。	1	
	4. 细胞毒性药物调配后的一次性注射器连同针头装入利器盒，满3/4启封。	1	
	5. 备有细胞毒性药物溢出包。	3	
	6. 护士能熟练掌握针刺伤、细胞毒性药物溢出等应急预案。	2	
	7. 备用的防护用品定位放置，用后及时补充。	1	
	8. 配制后的医疗废物分类放置，针头必须放入利器盒内，由专门人员回收并登记。	2	
清洁消毒（20分）	1. 每日调配前，开启紫外线灯管照射工作台半小时，每周用乙醇擦拭灯管一次，并有记录。	2	1项不符合要求扣相应分值
	2. 每完成一批输液混合调配操作后，应立即清洁台面，用75%乙醇擦拭台面，除去残留药液，不得留有与下批输液混合调配无关的药物、余留液、用过的注射器和其他物品。	3	
	3. 每班工作结束，洁净台、生物安全柜的回风槽道、各物体表面、门把手、传递窗口、地面等清洁消毒并记录，不得遗留与调配无关的物品、药品和卫生死角。	3	
	4. 空调净化系统回风口过滤网及风道每周清洁消毒1次并记录。	2	
	5. 防护服、洁净鞋每周清洁消毒1次，遇污染随时清洁并记录。	2	

续表

项目	指引标准	分值	扣分标准
	6. 墙面、天花板每月清洁消毒1次并记录。	2	
	7. 更衣间不得存放私人物品，洁净区地面清洁、无水、无垃圾。	1	
	8. 洁净区清洁工具固定存放，标识明确，不得与其他功能区的清洁工具混用。	2	
	9. 清洁用品严格按消毒标准操作规程进行清洗与消毒。	1	
	10. 办公室、缓冲间、洁净区物品摆放有序，每周二、五对办公室、缓冲间进行清洁，周二进行物表、地面消毒。	2	

血液净化室护理管理工作指引（100分）

项目	指引标准	分值	扣分标准
人员要求（5分）	1. 根据透析机和患者的数量合理安排人力资源，护士配备充足，岗位相对固定，每个护士负责≤5台透析机的操作和观察。如有护士紧缺时，立即启动护理人力资源调配方案。	1	1项不符合标准要求扣相应分值
	2. 护士必须经过血透专科知识和医院感染知识的培训，取得血液透析专科护士合格证。	1	
	3. 严格执行各项规章制度及血液透析标准操作规程。	1	
	4. 具有透析专业知识和血液透析工作经验，并掌握急救复苏技术及各种抢救仪器、设备的使用方法。	2	
布局设施（5分）	1. 布局：布局合理，流程符合要求，三区划分严格，包括清洁区、半污染区、污染区。各类标识齐全、规范、醒目。工作人员通道、患者通道、污物通道分开。	1	
	2. 设普通透析区及隔离透析区。	2	
	3. 透析室设备：透析室应设有冷暖设备、血液透析机、水处理机、透析床单位、中心供氧、吸氧装置、血压计、抢救车、循环风、轮椅、电视机、除颤仪、心电监护仪、简易呼吸器，急救药品配置合理、药品无过期，放置有序。	2	

项目	指引标准	分值	扣分标准
透析室管理（5分）	1. 制度健全，有规范的岗位职责及工作程序，并认真执行。	0.5	1项做不到扣相应分值
	2. 严格执行血液透析护理常规和技术操作规程。	0.5	
	3. 各种物品管理规范，领取使用有登记。	0.5	
	4. 室内保持清洁，各种用物排列有序，机器有编号。	0.5	
	5. 严格无菌技术操作，操作前、后洗手，操作时必须戴口罩、手套。	0.5	
	6. 透析器、血路管预冲时按程序进行。	0.5	
	7. 拒绝探视，限制陪侍。	0.5	
	8. 患者上机后，要做到机上无杂物，床铺整洁。	0.5	
	9. 透析机表面保持清洁，无血迹、污渍，透析结束后整理床单元，用含氯消毒液擦拭机器表面，用反渗水清洗A、B液接头，机器进行程序消毒。	1	
透析记录单（5分）	1. 根据医嘱正确记录透析时间、透析方式、肝素用量，同时记录使用透析器型号及机器号。	1	1项做不到扣相应分值
	2. 按要求准确记录透析记录单内各选项及参数，记录采用24小时制，时间应当具体到分钟，脱水量（mL）具体到个位。	1	
	3. 上机后二人核对各治疗参数，核对无误双签名。各参数至少每小时测量记录1次。	1	
	4. 密切观察并及时、客观记录患者透析过程中出现的特殊症状及处理，正确执行医嘱，并在病情变化护理记录栏内做详细描述记录，记录者签全名。	1	
	5. 楣栏项目填写齐全、准确。	1	
水处理室管理（5分）	1. 室内保持清洁、干燥，每日循环风消毒两次，每次1小时。	1	1项做不到扣相应分值
	2. 水处理设备有每日运行记录，砂罐、活性炭罐每日反冲1次，树脂罐每2日再生1次，每季度更换水滤芯并有记录。	1	
	3. 每日对透析水进行游离氯、水硬度监测，每年进行透析用水化学污染物测定。	1	
	4. 配制透析液，必须经两人核对，并有记录。	1	
	5. 每天下班前，检查水路、电路，并关好开关。	1	

项目	指引标准	分值	扣分标准
治疗室管理（5分）	1. 保持室内清洁整齐。	0.5	1项做不到扣相应分值
	2. 每日循环风消毒2次，每次1小时。	1	
	3. 无菌物品按规定放置，摆放有序，无过期物品。	0.5	
	4. 各种药品放置规范，无过期药品。	1	
	5. 透析中需要使用的药品，如促红细胞生成素、肝素等，应在治疗室配制，且现配现用。	1	
	6. 冰箱内不允许放置杂物。	1	
健康宣教（20分）	1. 新入透析患者由首接护士进行入院宣教，对患者进行专科评估，建立血液透析患者健康教育服务卡。	3	1项做不到扣相应分值
	2. 护士长对新入院患者进行责任护士分配后，首接护士与责任护士进行二人交接签名，责任组长对评估进行评价签名。	2	
	3. 责任护士根据健康宣教推进表，结合患者治疗状况有计划、针对性地对患者进行逐项宣教。	2	
	4. 随机指导：责任护士在治疗、护理、巡视病房的过程中进行健康宣教指导。	2	
	5. 计划性指导：责任护士与患者一对一交谈，耐心解答患者疑问，针对个别病例逐项指导，制订个体化健康指导方案。	2	
	6. 书面教育：责任护士为患者发放健康宣教资料及健康宣教小册子，使患者和家属了解疾病相关知识，提高治疗的依从性，以乐观的态度积极配合治疗。	2	
	7. 每位患者每月至少进行一次有效健康宣教，并做好记录。	3	
	8. 责任组长定期对本组责任护士健康宣教效果进行评价，对存在问题给予指导。	2	
	9. 护士长定期对责任组长及责任护士的宣教效果进行检查评价，对存在问题组织分析、讨论、制订有效的解决方案，积极改进，提高患者健康教育满意度。	2	
业务管理（20分）	1. 严格执行血液透析机的操作程序及各种血管通路的操作规程，发现机器报警及时寻找原因并处理。	1	1项做不到扣相应分值
	2. 透析前查对患者、检查透析器、管路有无破损，透析机运转是否正常。	1	

续表

项目	指引标准	分值	扣分标准
	3. 护士对患者做到"八知道"：①姓名；②诊断；③主要病情、症状体征、目前主要阳性检查结果等；④输液量、回血生理盐水入量；治疗方式、抗凝方法和注意事项；⑤治疗目标：包括超滤量；⑥饮食；⑦用药；⑧潜在危险及预防措施。	2	
	4. 正确执行医嘱，严格查对制度。根据医嘱选择透析方案，治疗前了解患者体重，24小时尿量，评估动静脉内瘘情况，有无堵塞。	1	
	5. 内瘘穿刺时碘伏消毒两次，面积大于10 cm×10 cm，严格执行一人一巾一带，深静脉留置导管，每次透析完毕必须换药。	2	
	6. 上机后二人核对各治疗参数，核对无误双签名。透析过程中严密观察病情变化，并详细记录治疗全过程，并发症的表现及处理，观察机器的运转情况。	2	
	7. 治疗过程中，各种管道使用正确、固定稳妥、通畅、清洁，深静脉导管穿刺处无渗血、肿胀，敷料清洁干燥，护士知晓管道护理相关知识。	2	1项做不到扣相应分值
	8. 透析前，测患者体重、脉搏、血压并记录；透析过程中，常规透析患者每小时测血压、脉搏1次，危重患者每15～30分钟测血压、脉搏1次，密切观察意识、生命体征及各参数的改变；透析结束后，测体重、记录实际脱水量。	2	
	9. 无肝素透析者，要了解贫血、出血倾向，严格观察静脉压变化，防止体外凝血。	1	
	10. 输血患者严格执行输血查对制度，做好登记，输血过程中注意严密观察患者病情。	2	
	11. 熟练掌握透析患者并发症的处理和抢救技术，做到及时、准确。	1	
	12. 采取多种形式的健康教育，包括透析前介绍、透析中配合及透析后注意事项。	1	
	13. 护理"三基"考核合格率100%。	1	
	14. 患者对护理服务满意，满意度≥95%。	1	

续表

项目	指引标准	分值	扣分标准
消毒隔离（30分）	1. 建立、健全消毒隔离制度。	1	1项做不到扣相应分值
	2. 透析区应划分普通透析区和隔离透析区，感染患者应实施隔离专机透析。	2	
	3. 备洗眼器、防护镜、防护衣等防护设施，以备必要时使用。个人防护用品定位放置，有专人负责清理、及时补充。	1	
	4. 有工作人员专用感应式或脚踩式洗手设施、干手设施或一次性干手纸。	1	
	5. 工作人员上岗前、每年进行体检1次，合格方可入室工作。	1	
	6. 医护人员进入血液净化室需穿工作服、戴帽子、口罩、手套、换鞋，并严格洗手，对不同患者间操作，必须更换手套。	2	
	7. 病员及必需的陪床人进入室内，需更换拖鞋或戴鞋套。	2	
	8. 血液净化室的床单执行一人一单一使用。有污迹时，随时更换。	2	
	9. 患者首次血液透析前做HCV、HBV、HIV、梅毒抗体检查，做好登记，每半年复查1次，传染患者固定床位、专机透析，并采取相应的隔离、消毒措施。	2	
	10. 对透析中出现发热反应的患者，及时进行血培养。	2	
	11. 透析机一人一用一消毒，并有运转、消毒记录。透析器、管路一次性使用。	2	
	12. 每月进行一次透析用水和透析液质量监测，透析液菌落总数 ≤ 100 cfu/mL，透析用水菌落总数 ≤ 100 cfu/mL，物体表面和医务人员手每月监测1次，细菌数 ≤ 10 cfu/cm^2，透析室空气每月进行细菌培养，细菌菌落总数 ≤ 4.0 cfu/皿，每季度进行透析用水、透析液内毒素监测，内毒素 <0.5 Eu/mL。并记录，不合格重新消毒后再监测。	2	
	13. 有专科护士职业暴露应急处理预案，护士熟悉职业暴露应急处理预案。	2	
	14. 职业暴露专用登记本，登记内容包括时间、当事人、事件发生经过、紧急处理措施、是否上报、结果追踪等。	2	
	15. 职业防护安全知识有培训、有记录。	2	
	16. 病床单元含氯消毒液擦拭1次/日；地面湿式清扫2次/日；空气消毒2次/日，1小时/次；清洁卫生工具明确标识，分开使用。	2	

续表

项目	指引标准	分值	扣分标准
	17. 医疗垃圾分类包装，标识醒目，全部密闭，按要求进行处理并做好登记。锐器处理符合要求，装满 2/3 即密封处理；无污染针头、锐器暴露。	2	

感染性疾病科护理管理工作指引（100 分）

项目	指引标准	分值	扣分标准
环境人员管理（20 分）	1. 感染性疾病科布局合理，分区明确，标识清楚，清洁区、潜在污染区、污染区分开。 2. 各区域上岗人员防护到位，坚守岗位，不脱岗。 3. 护士掌握突发公共卫生事件的应急流程、制度等。 4. 新入科护士必须进行入科岗前培训以及防护技能培训，考核合格后方可上岗。 5. 科室有突发公共卫生事件的应急预案与演练流程。	4 4 4 4 4	1 项不符合要求扣 1~2 分
感染管理（30 分）	1. 严格执行手卫生。 2. 严格执行无菌操作。 3. 垃圾按标识分类，及时清理处理，符合规范。 4. 锐器处理正确，锐器盒 2/3 满更换。 5. 污染被服按分类直接放入双层黄色医疗废物袋，扎口，贴标签，按《医疗废物管理条例》处理。 6. 院感监测记录规范。 7. 治疗室、病房、生活区墩布分开放置，每日用 1000 mg/L 的含氯消毒剂擦拭地面 1 次。 8. 负压吸引瓶、氧气湿化瓶清洁消毒无污渍。 9. 护士熟练掌握相关医院感染规范，并正确执行，自我防护到位。 10. 无菌物品分类放置，标识清晰，无过期。 11. 严格落实紫外线灯管管理制度。	3 3 3 2 3 2 3 3 3 3 2	1 项不符合要求扣 1~2 分
患者管理（20 分）	1. 护士掌握不同类型传染病患者的护理常规以及防护方法。 2. 患者遵守感染性疾病科隔离制度，无交叉感染发生。 3. 终末消毒到位。	3 3 3	1 项不符合要求扣 1~2 分

续表

项目	指引标准	分值	扣分标准
	4. MDRO 患者无法单独安置时，同种病原体患者同室隔离，用物固定，预防感染控制措施落实到位。	4	
	5. 患者根据自己的疾病，掌握自我防护方法，护士宣教指导到位。	4	
	6. 患者住院风险评估、措施落实到位。	3	
职业防护（20分）	1. 掌握职业防护知识，执行标准预防。	4	1项不符合要求扣1~2分
	2. 掌握职业暴露发生后的处理及报告流程，发生职业暴露后，立即上报、填表，并采取相应的措施。	4	
	3. 按照职业防护分级原则进行适度、适时防护，配备必要的防护用品并正确使用。	4	
	4. 存放的消毒剂和化学试剂符合要求，有标识。	4	
	5. 不得在工作区域进食、饮水、吸烟等。	4	
防护物资（10分）	1. 防护物资建立台账。	3	1项不符合要求扣1~2分
	2. 防护物资有备用，无过期、无积压。	3	
	3. 防护物资使用有登记，出入相符。	4	
备注：其他常规标准，执行护理质量管理考核目标管理相应标准。			

急诊科管理工作指引（100分）

项目	指引标准	分值	扣分标准
布局设施（20分）	1. 急诊入口畅通无障碍，平车、轮椅进出转运方便。各种标识醒目，按急诊就诊流程图，方便和引导患者就诊，夜间有灯光标识。	1	1项不符合要求扣相应分值；现场查看，提问护士，缺1项扣0.5分
	2. 各诊室分区明确，人、物流向合理，消防通道通畅，室内通风采光良好。	1	
	3. 预检分诊处：设于急诊科入口最明显处，有通信（电话）装置、候诊椅和简单的医疗检查器械，患者就诊登记本。分诊台应备有足够数量的轮椅、担架，利于患者转运。	3	

项目	指引标准	分值	扣分标准
	4. 抢救室：靠近预检分诊处，配备隔帘或屏风及洗手消毒设施。抢救室内备有急救药品、器械及心电监护仪、除颤仪、气管插管设备、简易呼吸器、呼吸机等抢救设备；另备有气管切开包、深静脉置管包等；抢救车内抢救物品、药品数量充足并按序摆放。	6	
	5. 诊室：配备诊查床、隔帘及洗手消毒设施，根据专科特点配备检查器械及物品。	2	
	6. 清创室：配有手术台、无影灯、器械台、器械柜，另备有各种无菌手术包、无菌器械和敷料、外科手消毒及空气消毒设备等。用物按洁、污分区，标识清楚。	5	
	7. 配备自动洗胃机和各种型号的胃管、水温计、冷热开水等，并处于备用状态。	2	
人员要求（10分）	1. 仪表行为规范，佩卡上岗，服务态度好，文明用语。	2	现场查看，提问、考核护士，1项不符合要求扣1分
	2. 急诊应保证24小时人力充足，有护理人力资源调配方案。	1	
	3. 经院内急诊专科培训，固定护士不少于在岗护士75%，分诊护士持分诊护士上岗证进行分诊。	4	
	4. 急诊护士应具有较强的应急能力，熟练掌握各种应急预案、抢救程序、各项急救技能、急危重症患者急救护理知识。	1	
	5. 知晓岗位职责、落实核心制度及患者十大安全目标。	2	
护理工作质量（20分）	1. 有急诊工作制度、抢救制度、值班、交接班制度、查对制度、口头医嘱执行制度、分级护理制度等，并落实。	4	现场查看，提问、考核护士，1项中的一点不符合要求扣1分，最多扣1项中的全部分值
	2. 有质控小组及评价标准，有年计划、月安排、周重点、年终总结评价；每日检查护理工作有记录；每月有质量检查、护理不良事件登记，每月定期进行护理质控汇总。	6	
	3. 体现专科特点的护理教学、分层次护士培训计划，并落实。	5	
	4. 有突发事件应急预案、抢救流程、相关科室交接流程等，并落实。	5	

项目	指引标准	分值	扣分标准
护理工作质量（20分）	1. 分诊护士按患者轻、重、缓、急分级、分区，合理安排并分流患者，腕带佩戴率100%。	3	现场查看，提问、考核护士，1项中的一点不符合要求扣1分，最多扣1项中的全部分值
	2. 药物分类放置，标识清晰、规范保存、保管方法正确，无过期、变质。高危药品单独存放，标识醒目。	2	
	3. 进行毒、麻、限、剧药品及精神一类药品的管理和登记，交接记录和使用登记符合要求。	2	
	4. 药品及用物齐全，抢救仪器有简明操作流程，保养和维护符合要求，完好率100%。	3	
	5. 护士执行口头医嘱时，应向医生复述一遍，双方确认无误后，方可执行，抢救完毕督促及时补记医嘱。	2	
	6. "危急值"登记符合要求。	1	
	7. 危重患者转诊、入院及检查应备相应急救用物，医护人员护送，陪检率100%。	2	
	8. 有安全防护措施，护栏、约束带等使用正确，无并发症。	2	
	9. 胸痛患者时间节点管理按要求执行。	3	
护理工作质量（30分）	1. 院前急救设施、药物及用物（简易呼吸器、监护仪、氧气装置、吸引器等）齐全，完好备用。	3	现场查看，提问、考核护士，1项中的一点不符合要求扣1分，最多扣1项中的全部分值
	2. 护理人员熟练院前急救知识和技能，出诊迅速。	1	
	3. 救护车到达时，主动迎接、及时接诊、认真交接患者。严格执行"首诊负责制"，急诊患者分级、分区准确。	2	
	4. 危重患者开通绿色通道，按照"先及时救治，后交费用"的原则积极处理。	1	
	5. 紧急情况下护士应采取必要的急救措施，如CPR、建立静脉通道、吸氧、吸痰等，并迅速呼叫医生。	5	
	6. 急救技能培训率达100%。	2	
	7. 基础护理落实到位。	2	
	8. 抢救记录真实、准确，6小时内补记完成。	1	
	9. 密切观察患者病情变化，发现问题及时处理。保护患者隐私，维护抢救工作秩序，严格控制非工作人员进入抢救室内。	5	
	10. 加强巡视，主动与患者沟通，熟悉患者病情、护理问题、治疗措施与效果、心理状况等，发现异常及时报告医生，落实相关措施并做好各项记录。	5	

续表

项目	指引标准	分值	扣分标准
	11. 抢救床单元干净、整洁，床单、搬运垫使用后及时更换，接触患者的导联线、电极等保持清洁。	2	
	12. 急救患者体位合理、舒适，无因护理不当引起的并发症。	1	

新生儿专科质量管理工作指引（100分）

项目	指引标准	分值	扣分标准
护士素质（10分）	1. 掌握新生儿病区各项工作制度、爱婴医院相关知识、新生儿科常见疾病的护理常规、各项基础护理，如口腔、脐部、臀部皮肤等护理。熟悉新生儿配奶、沐浴等制度流程。	2 2	1项做不到按规定扣相应分值
	2. 熟练掌握新生儿重症治疗护理的基本技能及急救技术，如吸痰、吸氧、CPAP机、新生儿窒息复苏等。	2 1	
	3. 熟练掌握抢救仪器设备的应用，如暖箱、辐射式抢救台、蓝光治疗仪、输液泵、微量血糖仪、CPAP辅助呼吸机、新生儿专用复苏囊等，如仪器出现故障时，能及时查明原因并处理。熟练掌握新生儿心电监护仪报警界限的设置。	2 1	
	4. 熟练掌握新生儿不同部位静脉留置穿刺技术及动静脉采血穿刺技术。		
	5. 护士仪表、语言符合职业规范要求，认真执行科室制订的提升护理服务举措。要求护士上班不上微信。		
	6. 熟练掌握新生儿科各种突发应急预案处理流程。		
专科质量（20分）	1. 新生儿实行双腕带标识管理。确认患儿身份至少需要两种以上方式进行查对。	2 1	1项做不到按规定扣相应分值
	2. "新生儿足印证明"的执行：新入或转出重症监护病房的患儿，由当班护士当面与家属确认患儿后留记足印，再由医生、护士、家属三方确认无误后签全名，确保患儿信息准确安全。出院时足印单随病历一起保存。		
	3. 护理危重患儿时，护士要按"八知道"的要求，掌握患儿的基本情况，正确评估患儿病情，掌握相关疾病护理	2	

续表

项目	指引标准	分值	扣分标准
	观察要点，制订合理的护理计划，采取有效的护理措施，及时进行效果评价并做好护理记录，要求客观、真实、准确、及时、连续。		
	4. 严格按分级护理制度巡视观察病情，掌握患儿病情动态，为医生提供准确有效的病情信息。	2	
	5. 认真落实各项护理核心制度，防范一切护理差错、护理事故发生。对科室发生的护理不良事件要按上报时限要求报护理部，并及时召开护士会议讨论分析、改进，以起到全员警示作用。	1	
	6. 为患儿做好皮肤、脐部、口腔等各项基础护理，及时更换尿布，无臀红发生。	2	
	7. 按照新生儿转科转院交接制度与流程，认真填写转科转院交接登记表。重症监护病房的新生儿转出普通病房时要填写新生儿转交接登记本。	2	
	8. 急救车实行专人管理，物品、药品定位放置，数量固定，用后及时补充并有记录。	1	
	9. 高危药品符合管理规定。	1	
	10. 护士要认真做好入院、出院指导，患儿在院期间要进行疾病相关知识、用药指导、安全风险告知、合理喂养等健康教育。	1	
	11. 严格执行陪探视制度，患传染病或上呼吸道路感染者不得接触新生儿。	1	
	12. 科室随机进行质控，对存在的问题及时原因分析，制订可行的改进措施，持续跟踪改进情况，以达到护理质量持续改进。	1	
	13. 协助或督促尽快完成新生儿疾病筛查、听力筛查、眼底筛查，相关结果及时通知家长，并追踪检查、记录。	1	
	14. 出院随访：定期对重点患儿进行出院随访。	1	
	15. 急救仪器设备用毕及时清洗消毒，每月月底彻底终末消毒1次，循环风消毒机每周清洁过滤网，并记录。	1	
输液管理（10分）	静脉输液严格执行静脉穿刺技术操作规范标准要求。	10	执行输液管理扣分要求

续表

项目	指引标准	分值	扣分标准
护理 文书 （20分）	护理文书符合护理病历书写要求。	20	执行护理 文书扣分 要求
消毒 隔离 （20分）	1. 新生儿科医护人员要严格执行消毒隔离制度，未穿工作服不得在病房内走动，患有传染病或上呼吸道感染者不得进入新生儿病室。	3	1项做不 到按规定 扣相应分 值
	2. 一次性医疗用品应做到一人一用一废弃。接触患儿皮肤黏膜的器械、器具及物品如听诊器、体温计、监护仪各导联线探头、加压呼吸囊面罩等应一用一消毒，有污染时及时清洗并消毒。	2	
	3. 严格执行新生儿配奶室管理制度、配奶管理制度、奶具管理制度以及配奶工作规范。	3	
	4. 存放奶液的冰箱要每日清洁与消毒，温度维持在2℃~8℃之间，每月除霜1次，有记录。	3	
	5. 护士为患儿进行护理操作时，应当按照护理常规，严格执行无菌技术操作规范。	2	
	6. 使用中的暖箱、光疗箱每日擦拭，水槽内灭菌用水每日更换并清洗。同一患儿长期连续使用暖箱时，应当每周更换1次温箱，用毕终末消毒；水槽内灭菌用水定期进行细菌学监测，有记录。	2	
	7. 医务人员严格执行手卫生标准，定时细菌学监测。	2	
	8. 对有高危感染的新生儿、传染病或疑似传染病的新生儿、有多重耐药菌感染的新生儿，应当采取隔离措施且标识，由专人负责，物品专人、专用、专消毒，不得交叉使用，医疗废物加层收纳处置。	2	
	9. 新生儿病室拖布、抹布专用。治疗室、监护室定期空气培养及物体表面细菌学监测。	1	
爱婴 医院 （20分）	1. 每年对新生儿科工作的护理人员进行母乳喂养知识的复训，时间不少于3小时，对新参加的工作人员不少于18小时的母乳喂养培训，并组织考核。	2	
	2. 进行健康宣教时，告知母乳喂养的好处、正确哺乳、挤奶的方法以及母婴分离时如何保持泌乳等相关知识。	2	
	3. 禁止给母乳喂养的婴儿添加任何食物和饮料，不能给母乳喂养的婴儿使用人工奶嘴、安慰奶嘴。	2	

项目	指引标准	分值	扣分标准
	4. 有医学指征需要母婴分离接受人工喂养的新生儿，严格执行新生儿配奶管理制度，重症监护室的婴儿要集中配奶，使用一次性奶瓶喂奶，严格做到一人一用一废弃，奶嘴要严格清洗消毒，集中管理。奶勺要单独容器内保存。	2	1项做不到按规定扣相应分值
	5. 母乳管理：母亲因种种原因暂不能哺乳时，挤出的奶液护士需按要求做好交接登记并妥善保存，常规保存在0℃～8℃的冰箱内。	2	
	6. 严禁护理人员向患儿家长推销宣传、提供母乳代用品，患儿使用的奶具、奶粉由家长自行选择提供。	2	
	7. 对刚出生的新入院患儿护士要告知家长初乳的营养价值，并指导家长妥善保存。患儿在疾病允许的情况下，喂入初乳。	2	
	8. 健康婴儿母乳喂养率达85%。	2	
	9. 护士掌握新生儿饥饿的征象。	2	
	10. 出院后随访护士要关注婴儿母乳喂养的情况。	2	

产房护理质量管理工作指引（100分）

项目	指引标准	分值	扣分标准
组织与制度管理（10分）	1. 有完善的规章制度、产房专科护理常规及操作规程。	2	1项不符合标准要求扣相应分值
	2. 有产房护理工作计划及实施方案，与护理部发展方向一致。	2	
	3. 成立护理质量控制小组。	1	
	4. 护理人员熟悉制度、常规及操作规程；知晓产房工作计划的主要内容。	2	
	5. 质控小组定期评价护理人员对规章制度、护理计划、护理工作的知晓及执行情况，并有记录；每月有质量自查、汇总，每月底召开护士会议进行护理质量汇总、分析，能体现持续改进。	3	

续表

项目	指引标准	分值	扣分标准
人力资源（10分）	1. 护士人力资源配备：助产士与产床比为3:1。	2	1项不符合标准要求扣相应分值
	2. 有护理人员应急调配预案，保障紧急事件时增加人员。	2	
	3. 持证上岗：有护士注册证、母婴保健技术合格证，注册证在有效期内。	2	
		2	
	4. 有助产士人才培养计划及实施方案，计划能体现分层次培训。	1	
	5. 培训计划落实到位，培训记录与考核资料完整。	1	
	6. 有培训效果的追踪评价机制及记录。		
环境管理（5分）	1. 环境符合院感要求，功能流程合理，区域相对独立，布局合理，分区明确，包括半限制区（待产室、家化待产室、隔离待产室、护理站、检查室）和限制区（分娩室、隔离分娩室、刷手间、无菌物品间），标识清楚。有孕产妇私密性良好的诊疗环境。每间分娩室使用面积不少于20 m²。	2	1项不符合标准要求扣相应分值
	2. 内部设施、温度、湿度控制要求应当符合环境卫生学管理和医院感染控制的基本要求（温度26℃~28℃；相对湿度为50%~60%）。	1	
	3. 产房保持整洁安静、无噪音，所有物品执行5S管理（常组织、常整顿、常清洁、常规范、常自律）。	1	
	4. 质控小组定期检查环境卫生、物品管理，有记录，能体现持续改进。	1	
业务管理（40分）	1. 有规范的产妇分娩记录表，并做好分娩室与产科孕产妇产前核查记录、产程观察表、分娩记录表、产程图、分娩登记本、出生医学记录、新生儿记录。	4	1项不符合标准要求扣相应分值
	2. 患者入院评估率100%，正确填写入院记录、风险评估及分娩记录单。	1	
	3. 认真观察产程进展，包括产妇生命体征、胎心、宫缩、宫口开大情况等，生命体征观察：1次/4小时；胎心监测：潜伏期1次/1~2小时，活跃期1次/15~30分钟；阴道检查：潜伏期1次/2~4小时；活跃期1次/1~2小时。并及时记录、发现问题及时通知医生并处理。内诊、接生、缝合、人工破膜及新生儿处理过程要严格执行消毒隔离操作规范。	5	
	4. 新生儿娩出后 （1）剪断脐带时需要两把钳子，分别夹住脐带的近端和远端。一旦钳子到位，吸收材料应放置在剪断处，防止	3	

项目	指引标准	分值	扣分标准
	血液在剪的过程中喷出。脐带尽可能在脉动已经停止后剪断。		
	（2）双人检查胎盘完整情况，不可有残留；认真检查软产道，有裂伤及时缝合；清点纱布、敷料、器械数量，核对无误。	2	
	（3）检查新生儿全身状况、测量身长、体重、头围、胸围，其次让母亲辨清性别，佩戴新生儿身份标识。	5	
	5.产妇产后留观分娩室2小时内，应分别在第15、30、60、90、120分钟监测新生儿一般情况，产妇生命体征、子宫高度、会阴伤口、阴道出血、膀胱充盈情况，预防产后出血，督促产妇及早排尿，防止尿潴留，做好产后2小时母婴观察表的记录。	5	1项不符合标准要求扣相应分值
		5	
	6.产房护士与病房护士交接率100%，交接时，病房护士再次检查产妇生命体征、子宫收缩、会阴伤口、产后出血、膀胱充盈情况、新生儿情况，分娩室与产科孕产妇交接表（产后、新生儿）填写完整。	5	
	7.每次分娩结束后，按消毒隔离规范进行多普勒、胎心检测仪、心电监护仪、产床等用物终末消毒。	2	
	8.促进无创自然分娩，开展导乐陪伴分娩、自由体位分娩及会阴适度保护分娩，提倡无痛分娩及使用镇痛分娩仪及瑜伽垫，并记录。	4	
	9.90%以上的新生儿在生后1小时内进行母婴皮肤接触并实行早吸吮，皮肤接触及早吸吮时间不少于30分钟。	2	
	10.质控小组定期检查分娩室专科护理常规及操作规程的执行情况，有记录，能体现持续改进。	2	
急救管理（10分）	1.产房有健全的抢救流程，并悬挂产后出血、羊水栓塞、子痫前期抢救、新生儿复苏流程4种挂图。	1	1项不符合标准要求扣相应分值
	2.抢救设施齐全：配有新生儿抢救台、负压吸引器、新生儿喉镜及复苏囊、氧气、磅秤、有刻度的测量产后出血容器、特殊抢救药品。	1	
	3.抢救设备专人管理、定点放置、定期检查、及时补充、无过期。	2	
	4.产房医护人员掌握危重孕产妇抢救的工作流程以及相关急救知识并能够应用到实际工作中。	2	
	5.相关急救流程、应急预案每季度实地演练1次并记录。	2	

续表

项目		指引标准	分值	扣分标准
		6. 质控组对演练进行总结、分析及评价,有记录。	1	
		7. 助产士熟练掌握相关抢救流程(掌握肩难产、紧急剖宫产、子宫内翻、脐带脱垂的抢救程序),每月组织考核并记录。	1	
职业安全(10分)		1. 熟悉助产士相应岗位职业防护制度,标准防护用品应正确使用。	3	1项不符合标准要求扣相应分值
		2. 熟悉助产士职业暴露管理制度和处理流程。	2	
		3. 助产士有良好的工作环境,为工作人员配备洗澡设施,设独立的卫生间。	2	
		4. 助产士每年体检1次、定时注射相关疫苗。	3	
爱婴医院(15分)	2014版爱婴医院标准	1.80%以上的产科医护人员能够正确回答80%以上的有关母乳喂养规定、知识、技能。	1	1项不符合标准要求扣相应分值
		2.100%孕产妇接受过母乳喂养的宣教,80%以上孕产妇能够正确回答以下9个问题中的7个(母乳喂养的好处;6个月内纯母乳喂养和继续母乳喂养到2岁或以上的重要性;分娩后皮肤早接触、早开奶的重要性;24小时母婴同室的重要性;产妇喂奶的姿势和婴儿含接姿势;按需哺乳的重要性;如何保证充足的乳汁;特殊情况如艾滋病、病毒性肝炎等的母乳喂养;产妇上班后如何坚持母乳喂养)。	7	
		3. 90%的新生儿生后1小时内进行30分钟以上的母婴皮肤早接触、早吸吮。	1	
		4. 80%以上产妇掌握正确的哺乳和保持泌乳方法(哺乳技能、体位、新生儿含接姿势、挤奶方法、泌乳方法)。	2	
		5. 除有医学指征的新生儿外,80%以上的新生儿生后即开始纯母乳喂养。	1	
		6. 除有医学指征母婴分离外,实行24小时母婴同室,每天分离时间不超过1小时。	1	
		7. 在母婴同室内,100%母乳喂养新生儿未使用过奶瓶、奶嘴或安慰奶嘴。	1	
		8. 进行出院随访为出院产妇提供母乳喂养支持服务。	1	

爱婴医院管理工作指引（100分）

项目	指引标准	分值	扣分标准
环境管理（10分）	1. 设普通母婴同室、感染母婴同室，感染母婴同室与非感染母婴同室分开。	1	1项不符合标准要求扣相应分值
	2. 分区合理，标识齐全、规范、醒目。	1	
	3. 病区地面防滑、平坦，通风采光良好。	1	
	4. 墙面和拐角有防碰撞设施。普通母婴同室布局合理，每床使用面积不少于 5.5 ~ 6.5 m²，婴儿床占地面积不少于 0.5 ~ 1 m²，两床距离 ≥ 1 m；有氧气及负压吸引器等设备、空调设施及空气消毒设备；安装隔帘或屏风。	1	
	5. 普通母婴同室：床位设置合理，床垫、被子、褥子、吊架、多功能治疗带、床头柜、陪侍椅、手消毒液、上下水、镜子、垃圾桶、暖瓶、水杯、毛巾、婴儿车。不能有奶瓶、奶嘴、奶粉。	2	
	6. 感染母婴同室：走廊尽量配置与普通母婴同室一致。另备有隔离衣、防护衣或围裙及袖套（防水材质）、护目镜。	2	
	7. 洗手间：洗手池设非手触式水龙头及冷、热水系统，并配备手消毒液。	2	
人员要求（10分）	1. 母婴同室病床与护士之比为 1：0.6，层次合理。	1	1项不符合标准要求扣相应分值
	2. 有护士人力资源应急预案。	1	
	3. 母婴同室为独立护理单元的，设护士长；如母婴同室由产科统一管理，应设副护士长或组长。	1	
	4. 熟练掌握各种应急预案、抢救流程、急救技能、产科技术操作规程及护理常规。	4	
	5. 经过专科培训和急救技能、母婴保健技术、预防接种培训，具有母婴保健技术合格证和预防接种证。新参加工作人员进行 18 小时爱婴医院管理知识和技术培训，其他护理人员每年不少于 3 小时爱婴医院知识培训。	2	
	6. 仪表行为规范，佩戴胸卡上岗，服务态度好，知晓工作职责、核心制度，上班做到"四轻、十不准、十不交接"。	1	

续表

项目	指引标准	分值	扣分标准
业务 管理 （20分）	1. 有工作制度、抢救制度、操作技术规范、值班、交接班制度、查对制度、患者（婴儿）转出制度、特殊用药管理制度、探视制度、物品管理制度、告知制度、病危患者上报制度等并落实。	5	1项不符合标准要求扣相应分值
	2. 有质控小组及评价标准，有年计划、月安排、年终总结；每日检查护理工作有记录；每月有质量自查、护理不良事件登记，每月召开护士会议进行护理质量讲评。	5	
	3. 有体现专科特点的护理教学、分层次护士培训计划，并落实。	2	
	4. 有突发事件应急预案，与相关科室护理交接流程，并落实。	2	
	5. 各类药物分类放置，标识清晰，保存、保管方法正确，无过期、变质。高危药品单独存放，标识醒目，班班交接。	2	
	6. 依法进行毒、麻、限、剧药品及精神一类药品的管理和登记，做到"五专"，交接记录和使用登记符合要求。	4	
业务 管理 （5分）	1. 抢救药品及用物齐全，做到"四定、三及时"，抢救仪器有简明操作流程，保养和维护符合要求，完好率100%。	1	1项不符合标准要求扣相应分值
	2. 抢救中执行口头医嘱时，应向医生复述一遍，双方确认无误后，方可执行。	1	
	3. 落实查对制度、护理安全管理制度、不良事件报告制度。	1	
	4. 有"危急值"登记本，记录符合要求。	1	
	5. 有安全防护措施，护栏、约束带等使用正确，无并发症。	1	
产妇 管理 （20分）	1. 产妇入院指导、宣教自然分娩的好处、剖宫产的危害、母乳喂养好处及技能指导。	2	1项不符合标准要求扣相应分值
	2. 护士知晓产妇、新生儿身份识别管理制度与核对流程。	1	
	3. 做好分娩后各项准备。	1	
	4. 严格执行床旁交接，包括产妇产后和剖宫产术后生命体征、子宫收缩、阴道流血、用药、腹部切口、会阴伤口、大小便等情况。	5	
	5. 加强心理护理，指导并协助产妇产后日常生活及大小便，病室清洁，保证充足的睡眠。	1	

项目	指引标准	分值	扣分标准
	6. 产后产房观察 2 小时后送至母婴室,与产房护士做好交接,剖宫产术后与手术室护士做好交接,并做好记录。	1	
	7. 准确执行医嘱,输液(血)速度、顺序合理,观察用药效果及不良反应,无外渗、肿胀等并发症。	1	
	8. 密切观察病情变化,做到"五及时"(及时巡视、及时发现、及时报告、及时处理、及时记录)。	2	
	9. 根据评估,做好防坠床、烫伤等护理并症工作。	1	
	10. 二级护理每 2 小时巡视 1 次病房,注意观察产妇的生命体征及一般情况(意识、精神状况、睡眠情况、有无头痛头晕、视物模糊、面色、乳房、子宫、大小便、活动度)。	2	
	11. 观察子宫收缩情况,宫底高度;阴道出血量,恶露的颜色、性状、量。	2	
	12. 完成产后、剖宫产术后各项护理措施,预防并发症。	1	
婴儿管理(5分)	1. 二级护理每 2 小时巡视一次病房,注意观察新生儿体温、呼吸、肤色、四肢活动力、吸吮吞咽能力、脐带、大小便;必要时遵医嘱观察血糖、血氧饱和度。	3	1 项不符合标准要求扣相应分值
	2. 及时宣教新生儿安全管理制度。	1	
	3. 发现异常及时通知主管医师,及时处理。如需转新生儿科,做好护送与新生儿科护士的交接工作。	1	
母乳喂养(5分)	1. 指导早接触早吸吮的重要性、母乳喂养好处、纯母乳喂养的重要性、母乳喂养的技巧、挤奶方法,协助正确母乳喂养,按需哺乳的重要性,讲解 24 小时母婴同室的重要性,不能使用奶瓶、奶嘴或安慰奶嘴。	3	1 项不符合标准要求扣相应分值
	2. 对母乳喂养知识技能掌握情况进行评价,按母婴同室出院指导篇进行出院指导。	2	
医院感染控制(10分)	1. 设立科室院感控制小组及兼职监控员,负责母婴同室院感管理,有资料备查。	1	1 项不符合标准要求扣相应分值
	2. 落实医院感染控制措施,工作人员进出母婴同室需执行手卫生,洗手设施符合要求。	1	
	3. 保持室内清洁,每天对物体表面、地面进行清洁消毒,湿式清扫,遇污染随时消毒。	1	
	4. 严格执行陪探制度,控制陪探人员。	1	

续表

项目	指引标准	分值	扣分标准
	5. 母婴任何一方有感染性疾病，及时与其他正常母婴隔离，隔离患者尽量置单间并有隔离标识，按照隔离技术规程进行护理。	1	
	6. 严格遵循无菌技术操作原则，婴儿用眼药水、爽身粉、油膏、沐浴液、浴巾、治疗用品等，一婴一用，并加强个人职业防护。	2	
	7. 每季度协助院感科对物品、物体表面、医务人员的手、使用中的消毒液、空气等实行目标性监测，有记录，结果异常有原因分析和整改措施。	2	
	8. 医疗废物分类收集、处置符合要求。	1	
护理记录（15分）	1. 体温、脉搏、呼吸、血压，遵医嘱执行记录于体温单，有特殊病情变化随时记录。	4	1项不符合标准要求扣相应分值
	2. 护理评估客观、真实，有病情变化及时在病情变化评估单中体现。	2	
	3. 产后、拔除尿管后2～4小时督促产妇及时小便，特殊情况需做好观察记录。	2	
	4. 子宫收缩状态、宫底高度、阴道流血情况、会阴伤口情况等观察记录，产后2小时内每半小时记录1次。	4	
	5. 产后按产妇产后观察记录单及新生儿观察记录单每2小时记录1次，特殊情况随时做好观察记录。	3	
	备注：凡记录内容在体温单或产程观察及分娩记录单项目、各种评估项目、新生儿观察记录中有体现的，在护理记录中不再重复。		

CCU专科护理质量工作指引（100分）

项目	指引标准	分值	扣分标准
布局设置（15分）	1. CCU应位于方便患者转运、检查和治疗的区域。	2	1项不符合要求扣相应分值
	2. CCU整体布局应以洁污分开为原则，医疗区域、医疗辅助用房区域、污物处理区域等应相对独立。	2	
	3. 床单位使用面积应不少于15平方米，床间距应大于1米。	3	

项目	指引标准	分值	扣分标准
	CCU 内至少配备一个单间病房，使用面积应不少于 18 平方米。应配备足够的非手触式洗手设施和速干手消毒剂，洗手设备与床位数比例应不低于 1 : 2。		
	4. 应具备良好的通风采光条件，医疗区域内的温度应维持在 24℃ ±1.5℃，相对湿度应维持在 30% ~ 60%。	2	
	5. 装饰应遵循不产尘、不积尘、耐腐蚀、防潮防霉、防静电、容易清洁和消毒的原则。	2	
	6. 不应在室内摆放干花、鲜花或盆栽植物。	2	
	7. 治疗室：布局合理，无菌区、清洁区分区合理。治疗车、抢救车等用物摆放符合要求，车轮无噪音；抢救药品、抢救设备等用物齐全，功能良好。	2	
人员要求（20分）	1. CCU 应配备足够数量、受过专门训练、具备独立工作能力的专业医务人员，CCU 专业护理人员应掌握循环系统的基本理论、基础知识和 CCU 常见的急救技能操作，掌握医院感染预防与控制知识和技能。护士人数与床数之比不低于 1 ~ 1.5 : 1。	5	
	2. 仪表行为规范，佩卡上岗，服务态度好，知晓工作职责、核心制度。	4	
	3. 熟练掌握各种应急预案、抢救程序、各项急救技能、重症患者疾病护理常规；常见疾病理论知识，各项护理技术，专科仪器设备使用，常用药物、抢救药物的作用、不良反应、效果观察及注意事项。当班护士了解病室动态，掌握危重患者的病情，落实各项护理措施。	5	1 项不符合要求扣相应分值
	4. 护理多重耐药菌感染或定植患者时，应该单间隔离或床边隔离，悬挂接触隔离标识，人员相对固定。	3	
	5. 患有呼吸道感染、腹泻等感染性疾病的医务人员，应避免直接接触患者。	3	
专科护理（40分）	1. 随时巡视患者，密切观察患者意识状态和生命体征，随时做好抢救准备。	2	
	2. 遵医嘱准确描记患者的心电图信息，急性心肌梗死患者应在体表做定位标记。	2	1 项不符合要求扣相应分值
	3. 出现频发室性早搏、多源性室性早搏、R-on-T、短阵室速、Ⅱ度Ⅱ型房室传导阻滞、Ⅲ度传导阻滞、室颤等心律失常时，及时处理并准确记录。	4	

续表

项目	指引标准	分值	扣分标准
	4. 准确应用各种氧疗设备，观察患者氧疗后的效果。	2	
	5. 应用利尿剂治疗期间，准确记录 24 小时出入量或每日体重，必要时记录每小时尿量。	2	
	6. 掌握急性心肌梗死、急性心力衰竭患者血标本中异常的标志性化验结果。	2	
	7. 气管插管应用呼吸机的患者，每班记录呼吸机模式、参数及插管深度，每班记录气囊压力、观察呼吸机湿化罐水量，及时清理管道积水。观察人机配合情况。	4	
	8. 观察药物疗效及副作用，如用吗啡时注意患者的意识状态，有无呼吸抑制、心动过缓等；应用利尿剂要严格记录出入量；服用洋地黄类药物，监测心律（率），心率低于 60 次 / 分，或出现心律不规则暂不给药，立即通知医生处理；应用血管扩张剂要注意药物速度和血压变化，预防低血压的发生。	6	
	9. 植入漂浮导管者注意监测血流动力学变化，以判断疗效及病情进展。	2	
	10. 加强护理沟通，做好心理护理，缓解紧张情绪。	2	
	11. 饮食指导：限制钠盐摄入，给予易消化、富含维生素饮食，少食多餐。	2	
	12. 指导患者保持大便通畅。	2	
	13. 做好介入患者术前术后的护理。（详见介入治疗患者的护理目标与考核标准）。	8	
护理安全（20分）	1. 各类药物分类放置，标识清晰，保存、保管方法正确，无过期、变质。高危药品按等级分类，固定基数，定点放置，专人保管，标识醒目。麻醉药品、一类精神药品注射剂残留液处理要及时准确并做好登记。抢救药品及用物齐全，急救物品五定管理：定人保管、定点放置、定时核对、定量补充、定时消毒，并且有专科药物说明书。无散在裸露的注射药、口服药，所有注射药用原包装盒盛装。	5	1 项不符合要求扣相应分值
	2. 有预防职业暴露的防护用具及措施，使用后应有登记。	1	
	3. 抢救中执行口头医嘱时，应向医生复述，双方确认无误方可执行。	2	
	4. 落实"危急值"报告制度及流程，上报与记录符合要求。	1	

续表

项目	指引标准	分值	扣分标准
	5.危重患者转运及外出检查有医务人员护送，备相应急救用物。有安全保护措施，护栏、约束带等使用正确，无并发症。感染患者要注明相应的感染标识。	3	
	6.患者有双重身份识别标志，要信息项目齐全且标志醒目。	2	
	7.各类抢救仪器有专人管理，每周检查1次，并建立专用的检修登记本。仪器上挂有简易操作流程；使用后及时清理；氧气和负压吸引装置等每天检查登记，保持完好率100%，并有检修记录。	4	
	8.冰箱清洁，无私人物品，药品无过期、变质，温度维持在2℃~8℃，每月定期清洁除霜并记录。	2	
手卫生（5分）	1.应配备足够的非手触式洗手设施和速干手消毒剂，洗手设施与床位数比例不低于1∶2，每床配备速干手消毒剂。 2.干手用品宜使用一次性干手纸巾。 3.医务人员手卫生应符合ws/t313的要求。 4.探视者进入CCU前后应洗手或用速干手消毒剂消毒双手。	2 1 1 1	1项不符合要求扣相应分值

介入治疗患者的护理目标管理工作指引（100分）

项目			指引标准	分值	扣分标准
护理管理（10分）			1.有患者术前术后护理常规。 2.新技术新项目应及时制订相应的护理常规。	5 5	1项不符合要求扣相应分值
冠心病介入治疗患者	术前护理	护理评估（5分）	1.评估患者的一般情况。 2.评估此次发病的诱因、主要症状和体征等。 3.评估患者的凝血功能：服用华法林者，术前48小时应停服；应用肝素者，术前2小时应停用。 4.评估患者重要脏器功能情况，如心、肝、肺、肾等重要脏器功能。	0.5 0.5 1 0.5	1项不符合要求扣相应分值

项目			指引标准	分值	扣分标准
冠心病介入治疗患者	术前护理		5. 评估患者既往身体情况，如有无高血压、糖尿病、心脏病等。	0.5	
			6. 评估患者有无严重的电解质紊乱及外周血管疾病。	0.5	
			7. 评估患者有无腹主动脉夹层。	0.5	
			8. 评估患者是否对碘造影剂过敏。	0.5	
			9. 评估患者心理状况及导致患者紧张的因素。	0.5	
		护理措施（10分）	1. 心理护理：做好患者心理护理，减轻其焦虑症状。	1	1项不符合要求扣相应分值
			2. 休息：告知患者术前充分休息对术后康复的重要性，必要时遵医嘱使用镇静安眠药物。	1	
			3. 皮肤准备：术前做好术区皮肤备皮。	1	
			4. 药物过敏试验：遵医嘱进行碘造影剂过敏试验。	1	
			5. 遵医嘱完善术前各项常规检查。	1	
			6. 查看患者的足背动脉和/或桡动脉搏动情况，并用红笔画 X 做标记。	2	
			7. 指导患者术前排空膀胱，训练患者床上大小便。	1	
			8. 建立静脉通路：左上肢外周静脉建立静脉留置针并保持通畅。	1	
			9. 特殊患者按医嘱执行。	1	
	术后护理	护理评估（5分）	1. 评估患者生命体征是否平稳。	0.5	1项不符合要求扣相应分值
			2. 评估患者加压止血器松紧情况及有无出血倾向。	0.5	
			3. 评估患者有无胃肠道症状，有无头晕、乏力、胸闷憋气、打哈欠、视物模糊、出冷汗、心率慢和血压低等症状。	1	
			4. 评估患者手术后的心理状况。	0.5	
			5. 评估患者有无急性和亚急性支架内血栓的症状。	0.5	
			6. 评估患者有无心脏压塞的症状。	0.5	
			7. 评估患者有无出血倾向。	0.5	
			8. 评估患者有无造影剂相关反应。	0.5	
			9. 评估患者有无脑梗死和肺动脉栓塞症状。	0.5	

项目			指引标准	分值	扣分标准
冠心病介入治疗患者	术后护理	护理措施（10分）	1. 协助医生拔出导管（遵医嘱执行注意事项）。	1	1项不符合要求扣相应分值
			2. 穿刺部位加压包扎，沙袋压迫6～8小时。	1	
			3. 遵医嘱指导患者术侧肢体制动，床上休息期间协助生活护理。	1	
			4. 观察患者穿刺部位出血情况。	1	
			5. 观察患者穿刺侧足背动脉或桡动脉搏动是否良好。	2	
			6. 观察患者生命体征，有无胸部症状。	1	
			7. 协助患者饮水达2 500 mL/d，促进造影剂排出。	1	
			8. 遵医嘱使用抗生素。	1	
			9. 遵医嘱常规描记十二导联心电图。	1	
起搏器植入患者	术前护理	护理评估（5分）	1. 评估患者的一般情况。	0.5	1项不符合要求扣相应分值
			2. 评估此次发病的诱因、主要症状和体征等。	1	
			3. 评估患者的心理反应及对手术的接受程度。	0.5	
			4. 评估患者手术部位的皮肤情况。	0.5	
			5. 评估患者既往身体情况，如有无高血压、糖尿病、心脏病等。	1	
			6. 评估患者有无药物过敏史。	0.5	
			7. 评估患者有无义齿，全身有无佩戴金属首饰。	1	
		护理措施（10分）	1. 心理护理：做好患者心理护理，减轻其焦虑症状。	1	1项不符合要求扣相应分值
			2. 休息：告知患者术前充分休息对术后康复的重要性，必要时遵医嘱使用镇静安眠药物。	1	
			3. 皮肤准备：术前做好术区皮肤备皮。	1	
			4. 遵医嘱完善术前各项常规检查。	1	
			5. 指导患者术前排空膀胱，训练患者床上大小便。	1	
			6. 术前建立静脉通路。	1	
			7. 手术前一晚遵医嘱停用抗凝针，停服阿司匹林、波立维7日，口服华法林的患者监测INR<1.5。	1	
			8. 行CTR的患者遵医嘱予碘过敏试验。	1	
			9. 术前30～60分钟遵医嘱予抗生素静脉滴注。	1	
			10. 有义齿的患者手术前取下放于冷水中，取下首饰并交由家属妥善保管。	1	

续表

项目			指引标准	分值	扣分标准
起搏器植入患者	术后护理	护理评估（5分）	1. 评估患者生命体征是否平稳。	1	1 项 不 符 合要求扣 相应分值
			2. 评估患者埋置起搏器部位弹力绷带的松紧程度及有无出血倾向。	1	
			3. 评估患者心电监护仪上心电图的动态变化，观察起搏信号是否与 QRS 波一致。	1	
			4. 评估患者手术后的心理状况。	1	
			5. 评估患者有无各种术后并发症发生。	1	
		护理措施（10分）	1. 观察患者生命体征及病情变化。	1	1 项 不 符 合要求扣 相应分值
			2. 观察埋置起搏器的部位弹力绷带加压包扎的松紧度，防止伤口渗血发生血肿。	1	
			3. 观察患者心电监护仪上心电图的动态变化，观察起搏信号是否与 QRS 波一致。	1	
			4. 避免起搏器同侧上肢剧烈活动、高举、外展及提取重物等，同时不可拍打背部，以防止电极脱位。	2	
			5. 各项医疗护理操作严格执行无菌技术原则，术后 3 日遵医嘱使用抗生素。	2	
			6. 及时准确做好护理记录。	1	
			7. 术后进清淡易消化饮食，保持大便通畅。	1	
			8. 避免过度用力而引起电极脱位。	1	
射频消融术患者	术前护理	护理评估（5分）	1. 评估患者的一般情况。	0.5	1 项 不 符 合要求扣 相应分值
			2. 评估此次发病的诱因、主要症状和体征等。	1	
			3. 评估患者心律失常的情况以及停用抗心律失常药物的时间。	1	
			4. 评估患者重要脏器功能情况，如心、肝、肺、肾等重要脏器功能。	1	
			5. 评估患者既往是否有心房颤动。	0.5	
			6. 评估患者手术部位的皮肤情况。	0.5	
			7. 评估患者心理状况及导致患者紧张的因素。	0.5	
		护理措施（10分）	1. 心理护理：做好患者心理护理，减轻其焦虑症状。	1	1 项 不 符 合要求扣 相应分值
			2. 休息：告知患者术前充分休息对术后康复的重要性，必要时遵医嘱使用镇静安眠药物。	1	

项目		指引标准	分值	扣分标准
射频消融术患者		3. 皮肤准备：术前做好术区皮肤备皮。	1	
		4. 术前遵医嘱停用抗心律失常药物至少5个半衰期。	1	
		5. 指导患者术前排空膀胱，训练患者床上大小便。	1	
		6. 建立静脉通路：左上肢外周静脉建立静脉留置针并保持通畅。	1	
		7. 心房颤动的患者术前需行食管超声检查，检查有无心房血栓，无血栓者方可行射频消融术。	1	
		8. 特殊患者术前30~60分钟遵医嘱予抗生素静脉滴注，以达到预防感染的目的。	2	
	术后护理	护理评估（5分）		
		1. 评估患者生命体征及病情变化。	1	1项不符合要求扣相应分值
		2. 评估患者穿刺部位弹力绷带松紧程度及有无出血倾向。	1	
		3. 评估患者足背动脉是否搏动良好。	0.5	
		4. 评估心房颤动的患者有无迷走反射发生。	0.5	
		5. 评估患者手术后的心理状况。	1	
		6. 评估患者有无术后并发症。	1	
		护理措施（10分）		
		1. 密切观察患者生命体征及病情变化，如有异常及时通知医生。	1	1项不符合要求扣相应分值
		2. 穿刺部位加压包扎，砂袋压迫6~8小时。	1	
		3. 遵医嘱指导患者术侧肢体制动，床上休息期间协助生活护理。	1	
		4. 观察患者穿刺部位出血情况。	1	
		5. 观察患者穿刺侧足背动脉或桡动脉搏动是否良好，间断给予下肢被动按摩。	1	
		6. 心房颤动患者应遵医嘱予以补液，同时嘱患者尽量进食，密切观察其生命体征变化。	1	
		7. 各项护理严格执行无菌技术操作原则。	1	
		8. 术后卧床期间应予清淡易消化饮食，保持大便通畅，避免过度用力而引起穿刺部位的出血。	1	
		9. 遵医嘱口服抗血小板聚集的药物，如阿司匹林。	1	
		10. 及时准确做好护理记录。	1	

门诊部护理管理工作指引

门诊部护理管理工作指引（100分）

项目	指引标准	分值	扣分标准
服务质量管理（14分）	1. 护士仪表、仪容、仪态、语言符合规范要求。 2. 按时上下班，坚守工作岗位，外出有去向。 3. 使用文明用语，微笑服务，推广普通话。 4. 服务热情周到、解释耐心，无推诿患者现象，不与患者及家属发生争执。 5. 及时完成护理部及科室指令性任务。 6. 积极参与科室、片区、院内继续教育学习。	2 2 2 3 3 2	1项（次）不符合扣1分，造成严重影响者扣相应分
环境管理（6分）	1. 办公区卫生保持良好。 2. 物品放置有序。 3. 不将私人物品放到工作区域。	2 2 2	1项（次）不符合扣1分，造成严重影响者扣相应分
物资管理（10分）	1. 严格执行物资管理制度，领取物品有计划、有账目。 2. 办公用品节约使用。 3. 爱护公共设施，保持清洁，发现故障及时维修。 4. 提高警惕，防火、防盗，确保财产安全。 5. 各类固定财产物品有账簿，定期检查并记录。	2 2 2 2 2	1项（次）不符合扣1分，造成严重影响者扣相应分
安全管理（10分）	1. 知晓并执行危急值报告制度及流程。 2. 接获"危急值"报告时，按要求做好登记，并立即报告开单医生，必要时协助病人住院。 3. 熟悉各类突发事件的应急处置流程，熟悉掌握急救方法。 4. 下班前做好水、电、门、窗的安全检查工作。	2 3 3 2	1项（次）不符合扣1分，造成严重影响者扣相应分
预检分诊（15分）	1. 按时到岗，保证分诊台物品、器械齐全，处于完好备用状态。 2. 认真检查进入门诊楼所有人员行程码、体温、流行病学史的调查。	2 3	1项（次）不符合扣1分，造成严重影响者扣相应分

项目	指引标准	分值	扣分标准
	3. 做好预检分诊咨询工作，传染病、发热病人预检分诊严格按照制度要求分诊到指定门诊，并做好登记。	4	
	4. 严格执行消毒隔离制度，工作人员防护到位，所用物品按要求进行消毒擦拭。	3	
	5. 掌握各类传染病的临床表现及症状，确保准确分诊。	3	
导诊分诊（20分）	1. 按时到岗，做好各诊室开诊前准备工作。	1	1项（次）不符合扣1分，造成严重影响者扣相应分
	2. 坚守岗位，执行首问负责制。	3	
	3. 为病人提供优质服务，对患者态度和蔼，服务周到，解释耐心。	2	
	4. 做好分诊，预检分诊等咨询工作，传染病、发热病人预检分诊严格按照制度要求分诊，登记。	3	
	5. 建卡时认真核对患者信息，确保信息的准确录入。	2	
	6. 维持各自所负责区域的秩序，避免患者聚集。	2	
	7. 按就诊病人的顺序，有序叫号。	1	
	8. 熟悉本院、门诊各科情况及常规开展项目情况。	2	
	9. 熟悉医院就医流程、方位、路线，准确引导病人挂号、候诊、就诊、检查。	2	
	10. 利用宣传板、书面健康宣教资料对患者进行健康教育和科普知识宣传。	2	
预约挂号（15分）	1. 熟悉各诊室医生的出诊情况。	1	1项（次）不符合扣1分，造成严重影响者扣相应分
	2. 为病人提供优质服务，对患者态度和蔼，服务周到，解释耐心。	2	
	3. 认真、准确、登记患者的信息。告知就诊日期、时间和预约号。	3	
	4. 告知病人正确的取号流程及注意事项。	3	
	5. 因特殊原因造成预约号取消时，立即在系统中停诊，以便患者及时收到停诊信息。	3	
	6. 患者预约后爽约的按爽约流程处理。	1	
	7. 每月按时统计预约有关数据进行分析并报表。	2	
便民服务（10分）	1. 为病人提供优质服务，对患者态度和蔼，服务周到，解释耐心。	2	1项（次）不符合扣1分，造成严重影响者扣相应分
	2. 确保便民服务物品的完好及供应。	2	
	3. 便民服务物品出现故障时及时更换或联系相关科室维修。	2	

续表

项目	指引标准	分值	扣分标准
	4. 引领特殊人群（老、弱、病、残）就诊检查和护送住院治疗。	2	
	5. 做好物品清洁、消毒、管理及登记。	2	

产科门诊护理管理工作指引（100分）

项目	指引标准	分值	扣分标准
环境管理（12分）	1. 设普通产前接诊室、产前检查处置室、胎心监测及妊娠高血压筛查室、孕妇学校。	2	1项不符合标准要求扣相应分值
	2. 分区合理，标识齐全、规范、醒目。各室地面防滑、平坦，通风采光良好。	2	
	3. 普通产前接诊室：办公桌、椅、陪护凳、血压计、听诊器、文件柜、洗手池设非手触式水龙头及冷、热水系统，并配备手消毒液。	2	
	4. 产前检查处置室：设妇科检查床、诊断床、治疗车、器械柜、氧气设备、空气消毒设备、安装隔帘、骨盆测量器、便携式胎心监测仪、洗手池设非手触式水龙头、手消毒液。	2	
	5. 胎心监测及妊娠高血压筛查室：妊娠高血压监测仪、胎心监护仪、诊断床、陪护椅、床头柜、手消毒液。	2	
	6. 孕妇学校：陪护椅、办公桌、椅、文件柜、电脑、投影仪、VCD、电视、床头柜、洗手池设非手触式水龙头、下水、手消毒液。	2	
人员要求（10分）	1. 经过专科培训和急救技能、母婴保健技术培训，具有母婴保健技术合格证。工作10年以上的护师或助产师1人，每年不少于3小时爱婴医院知识培训。	2	
	2. 产科门诊护理由产科统一管理，由产科护士长管理。	2	
	3. 熟练掌握爱婴医院知识、各种应急预案、抢救流程、急救技能、产科技术操作规程及护理常规。	2	
	4. 良好的沟通协调能力，良好的语言文字表达能力、带教能力。	2	

续表

项目	指引标准	分值	扣分标准
	5. 仪表行为规范，佩戴胸卡上岗，服务态度好，知晓工作职责、核心制度。	2	
业务管理（12分）	1. 按时到岗，保持诊室环境整洁，空气新鲜。	1	
	2. 诊室布局合理，物品摆放整洁有序。	1	
	3. 维持好孕妇就诊秩序。	1	
	4. 物品使用有登记，定期清库，账物相符。杜绝浪费，减少成本消耗。	2	
	5. 在医师的指导下完成产前检查、胎心监护、妊娠高血压疾病的筛查等工作。	2	
	6. 负责叶酸片的发放，唐氏筛查信息录入，做好艾滋病、梅毒、乙肝检查、本区域孕产妇建册登记、高危孕产妇个案管理，做到上报妇幼部门的各种数据准确无误。	5	1项不符合标准要求扣相应分值
孕妇学校要求（56分）	1. 做好孕妇学校的教学安排，具备必要的宣传资料、培训教材、课程安排、负责孕妇听课签到登记，对孕妇学习情况进行调查、原因分析、进行整改，必要时调整授课内容。	20	
	2. 负责产前检查相关知识的宣教，掌握爱婴医院知识，对产妇进行母乳喂养知识和技能教育，100% 的 32 周以上孕产妇接受过母乳喂养的宣教，80% 以上的孕产妇能够正确回答以下 9 个问题中的 7 个。 ①母乳喂养的好处。 ②什么是纯母乳喂养，6 个月内纯母乳喂养和继续母乳喂养到 2 岁或以上的重要性。 ③分娩后皮肤早接触、早开奶的重要性。 ④ 24 小时母婴同室的重要性。 ⑤产妇喂奶的姿势和婴儿含接姿势。 ⑥按需哺乳的重要性。 ⑦如何保证产妇有充足的乳汁。 ⑧特殊情况如艾滋病、病毒性肝炎等的母乳喂养。 ⑨产妇上班后如何坚持母乳喂养。	36	
医院感染（10分）	1. 保持室内清洁，每天对物体表面、地面进行清洁消毒，湿式清扫，遇污染随时消毒。	2	
	2. 无菌物品无过期，符合医院感染管理要求。	2	

项目	指引标准	分值	扣分标准
	3. 医院感染护理控制制度并落实，工作人员需执行手卫生，洗手设施符合要求。	2	
	4. 每季度协助院感科对物品、物体表面、医务人员的手、使用中的消毒液、空气等实行目标性监测，有记录，结果异常有原因分析和整改措施。	2	
	5. 医疗废物分类收集、处置符合要求。	2	

妇科计划生育处置室管理工作指引（100分）

项目	指引标准	分值	扣分标准
布局设施（20分）	1. 分区合理，划分非限制区、半限制区、限制区，并设分区隔断门；有工作人员、患者进出入通道，洁污分流；标识齐全、规范、醒目。	3	1项不符合标准要求根据情节扣1~5分
	2. 病区地面防滑、平坦，通风采光良好；墙面和拐角有防碰撞设施。	2	
	3. 处置室内产床每床使用面积不少于20 m²（两床距离≥1 m）；有氧气及负压等设备带、空调设施及空气消毒设备；安装屏风；其他配置同病房要求；同时配备多功能设备带、空气消毒设备、感应门，有无菌柜、计时壁挂钟、治疗操作台、记录台、治疗车、抢救车、污物桶、常用操作器械、心电监护仪。	7	
	4. 观察室内配置与普通病房相同，有安全防护措施。	2	
	5. 刷手间：设于半限制区，洗手池设非手触式水龙头及冷、热水系统，并配干手纸或无菌卫生纸及手消毒设施。	3	
	6. 料理间：设洗涤池、拖把池、各种用物初步消毒处理的设施等，卫生工具分区使用并悬挂。	3	
人员要求（10分）	1. 处置室人力资源配备合理，层次合理。	1	
	2. 计划生育处置室归病房所管，由护士长负责。	1	
	3. 熟练掌握各种应急预案、抢救流程、急救技能、专科技术操作规程及护理常规。	3	

项目	指引标准	分值	扣分标准
	4. 经过专科培训和急救技能培训，具有母婴保健技术合格证。	2	
	5. 仪表行为规范，佩卡上岗，服务态度好，知晓工作职责、核心制度，上班做到"四轻、十不准、十不交接"。	2	
物品管理（20分）	1. 抢救药品及用物齐全，做到"四定、三及时"，抢救仪器有简明操作流程，保养和维护符合要求，完好率100%。	3	
	2. 各类物品摆放近效期在最外（上）有序；无菌物品灭菌日期清晰，在有效期内使用，无菌物品开封后注明开封时间，在规定时间内使用。消毒包松紧适宜，包布无破损。	5	
	3. 各种消毒液浓度符合要求，按规定更换，有标识。	3	
	4. 一次性用物分类放置，标识清晰，保存、保管方法正确，无过期、变质。	3	
	5. 高危药品单独存放，标识醒目。	3	
	6. 依法进行毒、麻、限、剧药品及精神一类药品的管理和登记，做到"五专"（专人负责、专柜加锁、专用账册、专用处方、专册登记），交接记录和使用登记符合要求。	3	1项不符合标准要求根据情节扣1~4分
护理工作质量（25分）	1. 做好患者入室后的宣教指导。	2	
	2. 加强心理护理，指导进食，及时补充能量，讲解宫缩痛的特点，注意休息，根据病情采取截石位或平卧位，及时排空膀胱，保持产床清洁。	3	
	3. 做好处置前各项准备；做好观察及护理抢救，发现异常及时通知主管医师，及时处理。	3	
	4. 准确执行医嘱，输液（血）速度、顺序合理，定时观察，无渗出等并发症。	3	
	5. 抢救中执行口头医嘱时，应向医生复述一遍，双方确认无误后，方可执行。	3	
	6. 密切观察、病情变化，做到"五及时"（及时巡视、及时发现、及时报告、及时处理、及时记录）。熟练掌握操作常规与流程、配合医师完成各项处置。	3	
	7. 认真书写登记，做到准确、客观、真实、完整。	3	
	8. 做好处置前的工作。	2	
	9. 如有特殊病情变化时，随时通知医师协助处理。	3	

项目	指引标准	分值	扣分标准
医院感染控制（25分）	1. 每日用含氯消毒液擦拭物体表面，湿式清扫，拖布固定使用，且有标志，每周彻底扫除 1 次，遇污染随时清洁。洗手池清洁，无污迹，洗手液、干手纸巾备用充足。	3	1 项不符合标准要求根据情节扣 1~4 分
	2. 每日空气消毒 1 次，每次 30 分钟，并有监测记录。每半年检测 1 次，并有记录。室内空气、物表每季度消毒、监测、并记录。	3	
	3. 执行手卫生规范，掌握手卫生指征、洗手方法，洗手设施符合要求。	3	
	4. 医用垃圾和生活垃圾分开放置，由专门人员回收并登记。	3	
	5. 每季度对物品、物体表面、医务人员的手、使用中的消毒液、空气等实行目标性监测，有记录，结果异常有原因分析和整改措施。	4	
	6. 各类物品消毒、处置符合要求；医疗废物分类收集、处置符合要求。	4	
	7. 负压吸引器使用一次性连接管，使用后按要求做好消毒处理。	3	
	8. 工作人员每年体检 1 次，凡健康带菌者及皮肤化脓感染者应调离处置室工作。	2	

妇科门诊处置室管理工作指引（100分）

项目	指引标准	分值	扣分标准
布局设施（16分）	1. 非限制区、半限制区、限制区，标识齐全、醒目。	3	1 项不符合标准要求扣相应分值
	2. 地面防滑、平坦，通风采光良好。墙面和拐角有防碰撞设施。	4	
	3. 处置室内有检查床、屏风、空气消毒设备、有无菌柜、计时壁挂钟、治疗操作台、记录台、治疗车、抢救车、污物桶、常用操作器械、心电监护仪。	5	
	4. 刷手间：设于半限制区，洗手池设非手触式水龙头及冷、热水系统，并配干手纸或无菌卫生纸及手消毒设施。	4	

项目	指引标准	分值	扣分标准
人员要求（15分）	1. 门诊处置室由高年资护理人员管理，由科室护士长及门诊部负责管理。	4	1项不符合标准要求扣相应分值
	2. 熟练掌握各种应急预案、抢救流程、急救技能、专科技术操作规程及护理常规。	4	
	3. 经过专科培训和急救技能培训，具有母婴保健技术合格证。	5	
	4. 仪表行为规范，佩卡上岗，服务态度好，知晓工作职责、核心制度，行为符合护理人员要求。	2	
物品管理（18分）	1. 抢救药品齐全，做到"四定、三及时"，完好率100%。	4	1项不符合标准要求扣相应分值
	2. 各类物品摆放近效期在最外（上）有序；无菌物品灭菌日期清晰，在有效期内使用，无菌物品开封后注明开封时间，在规定时间内使用。消毒包松紧适宜，包布无破损。	5	
	3. 各种消毒液浓度符合要求，按规定更换，有标识。	4	
	4. 一次性用物分类放置，标识清晰，保存、保管方法正确，无过期、变质。高危药品存放，标识醒目。	5	
护理工作质量（28分）	1. 做好患者门诊处置时的健康宣教。	3	1项不符合标准要求扣相应分值
	2. 加强身心护理，讲解宫缩痛的特点，保持产床清洁。	6	
	3. 做好处置前各项准备；做好观察及护理抢救，发现异常及时通知主管医师，及时处理。	5	
	4. 抢救中执行口头医嘱时，应向医生复述，双方确认无误方可执行。	5	
	5. 密切观察病情变化，如有异常及时通知医师。下班时需要入病房时电话（或口头）通知。有特殊病情变化时随时通知医师处理。	5	
	6. 认真书写登记。做好处置前的工作，备好检查所用物品。	4	
医院感染控制（23分）	1. 每日用含氯消毒液擦拭物体表面，湿式清扫，拖布（有标志）固定使用，每周彻底扫除1次。洗手池清洁，无污迹，洗手液或肥皂盒清洁，干手纸巾备用充足。	3	1项不符合标准要求扣相应分值
	2. 每日空气消毒1次，每次30分钟，并有监测记录。每半年检测1次，并有记录。室内空气、物表每季度消毒、监测、并记录。	5	
	3. 执行手卫生规范，掌握手卫生指征、洗手方法，洗手设施符合要求。	3	

续表

项目	指引标准	分值	扣分标准
	4. 医用垃圾和生活垃圾分开放置，由专门人员回收并登记。	3	
	5. 每季度协助院感科对物品、物体表面、医务人员的手、使用中的消毒液、空气等实行目标性监测，有记录，结果异常有原因分析和整改措施。	3	
	6. 各类物品消毒、处置符合要求；医疗废物分类收集、处置符合要求。	3	
	7. 负压吸引器使用一次性连接管，使用后按要求做好消毒处理。	3	

耳鼻咽喉科门诊管理工作指引（100分）

项目	指引标准	分值	扣分标准
监测制度与布局（10分）	1. 有符合专科特点的预防医院感染的制度和措施。	1	1项不符合要求扣相应分
	2. 各项消毒措施的监测记录（每月、每周、每日）登记全面、真实。	1	
	3. 保持室内物体表面、地面清洁；室内应设流动水洗手池，洗手液、干手设施（用品），速干手消毒剂等；手消毒剂应标启用时间，在有效期内使用。	2	
	4. 处置室、换药室布局合理、分区清楚，物品摆放有序，符合要求。	2	
	5. 使用中的消毒剂浓度应每日定时监测，消毒后的内镜每季度进行生物学监测，并有监测记录。	2	
	6. 院感监测项目的反馈单按时间、项目有序存档，对超标的项目有原因分析、整改措施和复查记录。	2	
消毒隔离（20分）	1. 无菌物品与非无菌物品分开放置；无菌物品有序摆放，标识清晰。	2	1项不符合要求扣相应分
	2. 无菌柜距地面高度 20~25 cm，距离天花板 50 cm，距离墙 5 cm，内外平面清洁干燥。	2	
	3. 无菌柜内一次性物品无外包装盒。	2	
	4. 无菌容器标有消毒、失效、开启时间，启用后 24 小时内有效，干筒、无菌盘 4 小时内有效。	2	

续表

项目	指引标准	分值	扣分标准
	5. 包装完好，无过期，棉球、纱布等一经打开，使用时间不得超过 24 小时。	2	
	6. 一次性小包装的瓶装碘酒、乙醇，启封后使用时间不超过 7 天。	2	
	7. 处置室、物体表面、医务人员手定期做细菌监测。	2	
	8. 无菌物品保质期在有效期内：一次性无纺布的有效期为 1 个月、纸塑包装材料为半年，一次性使用的注射、输液等器具按包装使用说明。	2	
	9. 喉镜使用完毕，严格进行消毒灭菌，应保证"一人一消毒/灭菌一用"。	2	
	10. 耳鼻喉科综合治疗台及其配套设施应每日清洁消毒，遇污染时及时清洁消毒。	2	
职业防护（10 分）	1. 诊室需准备无菌手套、薄膜手套，随时可取。	1	1 项不符合要求扣相应分
	2. 防护用具保存方式正确、使用后处置符合要求。	1	
	3. 可能接触传染病、飞沫传播、多重耐药菌感染患者，需准备隔离衣、医用防护口罩、护目镜或防护面罩。	2	
	4. 清洗内镜时做好个人防护，穿戴专用工作服，防渗透围裙、口罩、帽子、手套等。	2	
	5. 个人防护用品定位放置，有专人负责清理、及时补充。	2	
	6. 可能接触患者血液、体液时应戴手套。	2	
人员管理（20 分）	1. 遵守医院规章制度，不迟到、早退。有事请假，需向科主任、护士长报告，不得擅自外出。	2	1 项不符合要求扣相应分
	2. 上班时间不干私活、不扎堆聊天、不会私客、不看闲书、不在上班期间长时间打私人电话、手机设置为振动或静音、不酒后上岗等。	2	
	3. 工作积极主动，不需别人督促，为下一班做好各项准备工作。	2	
	4. 按时参加院内、科内学术活动，按时参加护理查房。	2	
	5. 着装整洁，佩戴胸卡。穿护士服，纽扣齐全，腰带松紧适宜。发不过肩，使用医院统一的头花，不戴彩色头花等装饰品。穿白色软底无响声的鞋，穿白色、肉色袜，不裸脚上班，不穿深色袜和黑健美裤。	2 4	
	6. 工作时间，手不能插在衣服口袋里，站、坐、行走、言谈举止按规范执行。	2	

续表

项目	指引标准	分值	扣分标准
	7. 不留长指甲，手指、足趾甲不涂有色指甲油，工作时间不浓妆艳抹，不戴耳环、手链、戒指。	2	
	8. 裙子不超过隔离衣。	2	
吸引器（20分）	1. 电动与中心负压吸引器处于完好、备用，使用一次性连接管。	6	1项不符合要求扣相应分
	2. 吸引器管、瓶盖及贮藏瓶每日进行终末消毒，用500 mg/L含氯消毒液浸泡半小时后清水冲洗，晾干，干燥保存，吸引管末端有保护套保持清洁。	6	
	3. 护士能熟练操作吸引器。	8	
内镜管理（20分）	1. 护士能熟练操作仪器，知晓相关知识。如：液体不能溅到电源上；使用中不能堵塞上面的通气孔。	4	1项不符合要求扣相应分
	2. 护士按照内镜清洗消毒工作流程给予处理［水洗—酶洗—清洗—消毒（2%戊二醛浸泡20分钟，特殊感染患者如：结核、分枝杆菌不能少于45分钟）—灭菌每天使用后用2%戊二醛浸泡10小时—冲洗—烘干备用］，禁止使用非流动水对内镜进行清洗。	4	
	3. 使用后正确保养仪器，用乙醇纱布将所有表面擦干净。	3	
	4. 内镜清洗记录齐全：患者姓名、内镜编号、清洗时间、消毒时间、操作者姓名；有每天使用前、结束后的清洗消毒记录。	4	
紫外线灯管管理（20分）	1. 各灯管编号明确，有半年或换管时强度监测记录，新灯管强度 ≥ 90 Uw/cm²，使用灯管强度 ≥ 70 Uw/cm²。	6	每1小项不符合要求扣1分
	2. 从0准确顺记到1 000小时，一管一登记。	6	
	3. 新登记本首页有最近一次换管时间和强度；每日消毒1次，每次1小时，灯管1周用乙醇棉球擦拭并记录；灯管照射物体表面时，距离应小于1米，且应达到足够的照射时间。	8	
医用垃圾（20分）	1. 垃圾严格按要求分类：黄色—医用垃圾；黑色—生活垃圾。	4	1项不符合要求扣相应分
	2. 锐器盒使用规范，要求盖严，无针头外露，及时更换。	6	
	3. 垃圾柜台面摆放规范。	6	
	4. 医疗垃圾回收有记录。	4	

口腔科门诊管理工作指引（100分）

项目	指引标准	分值	扣分标准
监测制度与布局（10分）	1. 有符合专科特点的预防医院感染的制度和措施。	1	1项不符合要求扣相应分
	2. 各项消毒措施的监测记录（每月、每周、每日）登记全面、真实。	1	
	3. 保持室内物体表面、地面清洁；室内应设流动水洗手池，洗手液、干手设施（用品），速干手消毒剂等；手消毒剂应标启用时间，在有效期内使用。	2	
	4. 使用中的消毒剂浓度应每日定时监测，消毒后的器械、高压消毒灭菌锅每周生物监测 1 次，并有监测记录。	2	
	5. 院感监测项目的反馈单按时间、项目有序存档，对超标的项目有原因分析、整改措施和复查记录。	2	
	6. 诊室地面每日用清水湿墩布拖地面一次，当地面受到病源污染时，用含氯消毒液 1 000 ~ 2 000 mg/L 喷洒作用 30 分钟后，清水湿墩布拖地面。	2	
消毒隔离（25分）	1. 无菌物品与非无菌物品分开放置；均应有序摆放，标识清晰。	1	1项不符合要求扣相应分
	2. 无菌柜距离地面 20 ~ 25 cm，距离天花板 50 cm，距离墙 5 cm，内外平面清洁干燥。	2	
	3. 无菌柜内一次性物品无外包装盒。	2	
	4. 包装完好，无过期，棉球、纱布等一经打开，使用时间不得超过 24 小时。	2	
	5. 一次性小包装的瓶装碘伏、乙醇，启封后使用时间不超过 7 天。	2	
	6. 无菌物品保质期在有效期内：一次性无纺布为 1 个月、纸塑包装材料为半年，一次性使用注射用物按包装使用说明使用。	2	
	7. 每位患者每次使用一套一次性无菌器械盒，严禁重复使用，使用后患者不得带走，应按照医疗垃圾分类处理。	2	
	8. 凡接触患者伤口、血液、破损黏膜或进入人体无菌组织的各类口腔诊疗器械，包括牙科手机、车针、根管治疗器械、拔牙器械、手术治疗器械、牙周治疗器械、敷料等，使用前必须达到灭菌。	3	

项目	指引标准	分值	扣分标准
	9. 凡接触患者完整黏膜、皮肤的口腔诊疗器械，包括口镜、探针、牙科镊子等口腔检查器械、各类用于辅助治疗的物理测量仪器、印模托盘、漱口杯等，使用前必须达到消毒。	3	
	10. 每次治疗开始前和结束后，及时踩脚闸冲洗管腔 30 秒钟，减少回吸收污染。	3	
	11. 牙科综合治疗台及其配套实施应每日清洁消毒，遇污染时及时清洁消毒。	3	
简易呼吸器（5分）	1. 位置固定，气囊与面罩、氧气管连接正确紧密。 2. 护士能熟练操作，知晓相关知识。	2 3	1 项不符合要求扣相应分
循环风机、紫外线消毒（5分）	1. 循环风过滤网清洁无尘埃。 2. 每周及时清洗 1 次，清洁使用有登记。 3. 各灯管编号明确，有半年或换管时强度监测记录，新灯管强度 ≥ 90 Uw/cm²，使用灯管强度 ≥ 70 Uw/cm²。 4. 从 0 准确顺记到 1 000 小时，一管一登记。 5. 新登记本首页有最近一次换管时间和强度；每日消毒 1 次，每次 1 小时，灯管 1 周用乙醇棉球擦拭并记录；灯管照射物体表面时，距离应小于 1 米，且应达到足够的照射时间。	1 1 1 1 1	1 项不符合要求扣相应分
医用垃圾（10分）	1. 垃圾严格按要求分类：黄色—医用垃圾；黑色—生活垃圾。 2. 锐器盒使用规范，要求盖严，无针头外露，及时更换。 3. 医疗废物处置符合相关规定。 4. 医疗垃圾回收有记录。	2 3 3 2	1 项不符合要求扣相应分
抢救车（20分）	1. 抢救车清洁、无尘土，定点放置，其上无杂物。 2. 抢救车内药品放置序号有标识，字迹清楚。 3. 急救药品上下层有固定基数，按有效期顺序放置。药品无过期、变质、混浊、沉淀、破损，标签清楚。 4. 有缺失药品说明，并能及时领回补充，并在效期登记本上记录。 5. 急救用物有固定基数，用物清洁、无污迹，无破损，一次性用物无过期，能应急使用。	2 2 2 2 3	1 项不符合要求扣相应分

项目	指引标准	分值	扣分标准
	6. 根据患者情况备用一次性输液器、注射器等一次性用物。	2	
	7. 急救车内备碘伏、棉棒、止血带、输液贴、治疗巾。	1	
	8. 5% 葡萄糖、0.9% 氯化钠各 2 瓶。	1	
	9. 绝缘良好的插销板（1 个）、手电筒、简易呼吸器。	2	
	10. 抢救完毕，及时补充各种物资，保证随时可以投入抢救状态。	3	

眼科门诊管理工作指引（100 分）

项目	指引标准	分值	扣分标准
监测制度与布局（10 分）	1. 有符合专科特点的预防医院感染的制度和措施。	2	1 项不符合要求扣相应分
	2. 各项消毒措施的监测记录（每月、每周、每日）登记全面、真实。	2	
	3. 保持室内物体表面、地面清洁；室内应设流动水洗手池，洗手液、干手设施（用品），速干手消毒剂等；手消毒剂应标启用时间，在有效期内使用。	3	
	4. 处置室、换药室布局合理、分区清楚，物品摆放有序，符合要求。	3	
消毒隔离（20 分）	1. 无菌物品与非无菌物品分开放置；无菌物品有序摆放，标识清晰；其他物品位置固定，摆放整齐。	4	1 项不符合要求扣相应分
	2. 无菌柜距地 20 ~ 25 cm，距天花板 50 cm，距墙 5 cm，内外平面清洁干燥。	3	
	3. 无菌柜内一次性物品无外包装盒。	3	
	4. 无菌容器标有消毒、失效、开启时间，启用后 24 小时内有效，干筒、无菌盘 4 小时内有效。	3	
	5. 棉球、纱布等包装完好，无过期，一经打开，使用时间不得超过 24 小时。	3	
	6. 一次性小包装的瓶装碘伏、乙醇，启封后使用时间不超过 7 天。	4	

项目	指引标准	分值	扣分标准
职业防护（15分）	1. 诊室需准备薄膜手套，随时可取。	2	1项不符合要求扣相应分
	2. 防护用具保存方式正确、使用后处置符合要求。	2	
	3. 可能接触传染病、飞沫传播、多重耐药菌感染患者，需准备隔离衣、医用防护口罩、护目镜或防护面罩。	3	
	4. 个人防护用品定位放置，有专人负责清理、及时补充。	2	
	5. 可能接触患者血液、体液时应戴手套。	3	
	6. 接触患者前后及时按照六部洗手法洗手。	3	
紫外线灯管管理（10分）	1. 各灯管编号明确，有半年或换管时强度监测记录新灯管强度 ≥ 90 Uw/cm^2，使用灯管强度 ≥ 70 Uw/cm^2。	3	1项不符合要求扣相应分
	2. 从0准确顺记到1 000小时，一管一登记。	3	
	3. 新登记本首页有最近一次换管时间和强度；每日消毒一次，每次1小时，灯管1周用乙醇棉球擦拭并记录；灯管照射物体表面时，距离应小于1米，且应达到足够的照射时间。	4	
医用垃圾（10分）	1. 垃圾严格按要求分类：黄色—医用垃圾；黑色—生活垃圾。	2	1项不符合要求扣相应分
	2. 锐器盒使用规范，要求盖严，无针头外露，及时更换。	3	
	3. 垃圾柜台面摆放规范。	3	
	4. 医疗垃圾回收有记录。	2	
人员管理（15分）	1. 遵守医院规章制度，不迟到、早退。有事请假需向科主任、护士长报告，不得擅自外出。	2	1项不符合要求扣相应分
	2. 上班时间不干私活、不扎堆聊天、不会私客、不看闲书、不在上班期间长时间打私人电话、手机设置为振动或静音、不酒后上岗等。	2	
	3. 工作积极主动，不需别人督促，为下一班做好各项准备工作。	2	
	4. 按时参加院内、科内学术活动，按时参加护理查房。	2	
	5. 着装整洁，佩戴胸卡。穿护士服，纽扣齐全，腰带松紧适宜。戴护士帽，发不过肩，使用医院统一的头花，固定头发的卡子用黑色，固定帽子的用白色，不戴彩色头花等装饰品。穿白色软底无响声的鞋，穿白色、肉色袜，不裸脚上班，不穿深色袜和黑健美裤。	2	

项目	指引标准	分值	扣分标准
	6. 工作时间，手不能插在衣服口袋里，站、坐、行走、言谈举止按规范执行。	2	
	7. 不留长指甲，手指、足趾甲不涂有色指甲油，工作时间不浓妆艳抹，不戴耳环、手链、戒指。	2	
	8. 裙子不超过隔离衣。	1	
仪器管理（20分）	1. 护士能熟练操作电脑验光仪及非接触性眼压计，知晓相关知识。	4	1项不符合要求扣相应分
	2. 护士按照仪器操作流程正确使用，先开电源，再开显示器开关，否则损坏仪器。	4	
	3. 正确保养仪器，处于清洁状态。	4	
	4. 操作前先消毒下颌托盘和额部架，正确读出数据，记录数据如有异常，重新检查。	4	
	5. 遮眼板应做到一人一用一消毒。	4	

胃镜室门诊管理工作指引（100分）

项目	指引标准	分值	扣分标准
监测制度与布局（10分）	1. 有符合专科特点的预防医院感染的制度和措施。	1	1项不符合要求扣相应分值
	2. 各项消毒措施的监测记录（每月、每周、每日）登记全面、真实。	2	
	3. 保持室内物体表面、地面清洁；室内应设流动水洗手池，洗手液，干手设施（用品），速干手消毒剂等；手消毒剂应注明启用时间，在有效期内使用。	2	
	4. 使用中的消毒剂浓度应每日定时监测，消毒后的内镜每季度进行生物学监测，灭菌后的内镜每日进行生物学监测，并有监测记录。	2	
	5. 院感监测项目的反馈单按时间、项目有序存档，对超标的项目有原因分析、整改措施和复查记录。	3	

续表

项目	指引标准	分值	扣分标准
人员管理（10分）	1. 遵守医院规章制度，不迟到、早退。有事请假需向科主任、护士长报告，不得擅自外出。	1	1项不符合要求扣相应分值
	2. 上班时间不干私活、不扎堆聊天、不会私客，不在上班期间长时间打私人电话，不带小孩，不着工作服去食堂、上街，不利用工作电脑炒股、玩游戏，不酒后上岗等。	2	
	3. 工作积极主动，不需别人督促，为下一班做好各项准备工作。	1	
	4. 按时参加院内、科内学术活动，按时参加护理查房。	1	
	5. 着装整洁，佩戴胸卡。穿护士服，纽扣齐全，腰带松紧适宜。戴护士帽，发不过肩，使用医院统一的头花，固定头发的卡子用黑色，固定帽子的用白色，不戴彩色头花等装饰品。穿白色软底无响声的鞋，穿白色、肉色袜，不露裸脚上班，不穿深色袜和黑健美裤。	2	
	6. 工作时间，手不能插在衣服口袋里，站、坐、行走、言谈举止按规范执行。	1	
	7. 不留长指甲，手指、足趾甲不涂有色指甲油，工作时间不浓妆艳抹，不戴耳环、手链、戒指。	1	
	8. 裙子不超过隔离衣。	1	
职业防护（10分）	1. 诊室需准备无菌手套、薄膜手套，随时可取。	1	1项不符合要求扣相应分值
	2. 防护用具保存方式正确、使用后处置符合要求。	1	
	3. 可能接触传染病、飞沫传播、多重耐药菌感染患者，需准备隔离衣、医用防护口罩、护目镜或防护面罩。	1	
	4. 清洗内镜时做好个人防护，穿戴专用工作服，防渗透围裙、口罩、帽子、手套等。	2	
	5. 个人防护用品定位放置，有专人负责清理并及时补充。	1	
	6. 可能接触患者血液、体液时应戴手套。	2	
	7. 操作结束后：正确脱防护用品，脱摘后立即洗手或进行手部消毒。	2	
消毒隔离（10分）	1. 无菌物品与非无菌物品分开放置；无菌物品有序摆放，标识清晰。	1	1项不符合要求扣相应分值
	2. 无菌柜距地 20～25 cm，距天花板 50 cm，距墙 5 cm，内外平面清洁干燥。	1	
	3. 无菌柜内一次性物品无外包装盒。	1	

项目	指引标准	分值	扣分标准
	4. 无菌容器标有消毒、失效、开启时间，启用后 24 小时内有效，干筒、无菌盘 4 小时内有效。	1	
	5. 棉球、纱布等包装完好，无过期，一经打开，使用时间不得超过 24 小时。	1	
	6. 一次性小包装的瓶装碘酒、乙醇，启封后使用时间不超过 7 天。	1	
	7. 处置室、物体表面、医务人员手定期做细菌监测。	1	
	8. 无菌物品保质期在有效期内：棉布包装材料和开启式容器为 7 日（环境的温度、湿度达到 WS3101 规定时为 14 日）；一次性无纺布或纸塑包装材料为半年；一次性使用的注射、输液等器具按包装使用说明。	2	
	9. 每位患者每次使用一次性咬嘴，严禁重复使用，使用后患者不得带走，应按照医疗垃圾分类处理。	1	
内镜管理（10分）	1. 护士能熟练操作仪器，知晓相关知识，如：液体不能溅到光源上；使用中不能堵塞上面的通气孔。	2	
	2. 护士按照内镜清洗消毒工作流程给予处理（预处理—测漏—清洗、酶洗—漂洗—消毒、灭菌—终末清洗—干燥备用），禁止使用非流动水对内镜进行清洗。	2	
	3. 使用后正确保养仪器，用乙醇纱布将所有表面擦干净。	2	
	4. 内镜清洗记录齐全：患者姓名、内镜编号、清洗时间、消毒时间、操作者姓名；有每天使用前、结束后的清洗消毒记录。	2	1 项不符合要求扣相应分值
	5. 每个甲类传染病患者诊疗结束后，均需对诊疗场所及设备进行终末消毒，在诊疗过程中建议对诊疗场所使用医用动态空气消毒设备持续进行空气消毒。备注：终末消毒参照《医疗机构消毒技术规范》和《医院空气净化管理规范》的相关规定进行：①内镜主机、操作台、监护仪、电外科工作站和诊疗床等使用 75% 乙醇、符合规定的消毒湿巾及含氯消毒剂等擦拭消毒，其中含氯消毒剂作用 30 分钟后需清水擦拭。②地面使用含氯消毒剂、二氧化氯消毒剂消毒，作用 30 分钟后擦拭干净。	2	

续表

项目	指引标准	分值	扣分标准
	③室内空气：可采用医用动态空气消毒设备消毒（消毒时间遵从产品说明书）；3% 过氧化氢、5 000 mg/L 过氧乙酸或 500 mg/L 二氧化氯等消毒剂消毒、或雾化 / 汽化过氧化氢消毒机消毒；也可选用紫外线消毒。 ④消毒结束后，需开窗通风后使用。		
紫外线灯管理（10分）	1. 各灯管编号明确，有半年或换管时强度监测记录，新灯管强度 ≥ 90 Uw/cm^2，使用灯管强度 ≥ 70 Uw/cm^2。 2. 从 0 准确顺记到 1 000 小时，一管一登记。 3. 新登记本首页有最近一次换管时间和强度；灯管 1 周用乙醇棉球擦拭并记录；灯管照射物体表面时，距离应小于 1 米，且应达到足够的照射剂量。	3 3 4	1 项不符合要求扣相应分值
抢救车（10分）	1. 抢救车清洁、无尘土，定点放置，其上无杂物。 2. 抢救车内药品放置序号用红字标识，字迹清楚。 3. 急救药品上下层有固定基数，按效期顺序放置。药品名称与外包装相符，无过期、变质、混浊、沉淀、破损，标签清楚。 4. 有缺失药品说明，并能及时领回补充，并在效期登记本上记录。 5. 急救用物有固定基数，用物清洁，无污垢、无破损，一次性用物无过期，能应急使用。 6. 根据患者情况备用输液器、注射器等一次性用物。 7. 治疗盘内备消毒液、棉棒、止血带、胶布、输液贴、治疗巾。 8. 另备开口器、压舌板、舌钳、口咽通气导管。 9. 绝缘良好的插销板（1 个）、手电筒、简易呼吸器。 10. 抢救完毕，及时补充各种物资，保证随时可以投入抢救状态。	1 1 1 1 1 1 1 1 1 1	1 项不符合要求扣相应分值
氧气设备（5分）	1. 吸氧装置 [氧气筒、氧气袋（附调节器）、氧气管、面罩、接头、扳手] 处于完好备用状态。 2. 氧气筒需悬挂"空"或"满"标识。 3. 氧气筒按照有效期定时更换。	2 1 2	1 项不符合要求扣相应分值

项目	指引标准	分值	扣分标准
简易呼吸器（5分）	1. 固定放置位置，气囊与面罩、氧气管连接正确紧密。 2. 护士能熟练操作，知晓相关知识。	2 3	1项不符合要求扣相应分值
吸引器（10分）	1. 电动与中心负压吸引器处于完好、备用状态，使用一次性连接管。 2. 吸引器管、瓶盖每次用后用500 mg/L含氯消毒液冲洗。 3. 护士能熟练操作吸引器。	3 3 4	1项不符合要求扣相应分值
医用垃圾（10分）	1. 垃圾严格按要求分类：黄色—医用垃圾；黑色—生活垃圾；红色—放射垃圾。 2. 锐器盒使用规范，要求盖严，无针头外露，及时更换。 3. 垃圾柜台面摆放规范。 4. 医疗垃圾回收有记录。	2 3 3 2	1项不符合要求扣相应分值

疼痛门诊护理工作指引（100分）

项目	指引标准	分值	考核方法
工作质量标准（35分）	1. 严格执行上班制度，着装符合要求，精神饱满。 2. 做好开诊前的准备工作，为患者创造良好的就诊环境。 3. 各类物品分类放置，有固定基数，使用有登记，定期补充。 4. 及时做好就诊及治疗患者的登记、收费工作，每月统计上报护士长。 5. 根据挂号顺序安排就诊患者候诊，做到服务周到，患者满意。 6. 配合医生做好治疗，治疗期间安慰患者，消除紧张情绪，对年老体弱者要随身搀扶，治疗中密切监测患者生命体征的变化，治疗后继续观察15~30分钟，无不良反应方可离去，并告知操作后注意事项，同时做好宣教工作。 7. 治疗期间严格执行无菌技术操作原则，接触患者前后正确洗手。	3 3 4 3 3 4 3	做不到1项扣相应分值

续表

项目	指引标准	分值	考核方法
	8. 治疗所用过的医疗废物，严格按照《医疗废物管理条例》进行分类处理。	3	
	9. 每日统计门诊工作量，并做好预约患者和复诊患者的登记。	3	
	10. 仪器定位放置，每日清洁，有使用、维护记录。	3	
	11. 大型仪器挂牌，处于完好备用状态，不得外借。	3	
消毒隔离（35分）	1. 治疗室分区明确，分无菌区、清洁区、污染区，并定期通风消毒。	6	做不到1项扣相应分值
	2. 严格执行无菌技术操作、消毒隔离技术、手卫生规范。	6	
	3. 治疗室每日用400~700 mg/L的含氯消毒剂擦拭物体表面，紫外线照射消毒30~60分钟，有记录。有污染时随时做好清洁消毒处理。	6	
	4. 按照感染管理科安排做好各项监测，有记录。	5	
	5. 定期检查无菌物品，保证包装完好、无过期。一次性无菌物品杜绝重复使用。	6	
	6. 医疗废物按规范分类处置，做好标识。	6	
急救仪器设备药品（30分）	1. 根据需要配备急救药品、物品、设备等。	5	做不到1项扣相应分值
	2. 急救物品做到"五固定"即定量、定物、定位、定人保管、定期检查维修，完好率为100%。	5	
	3. 急救仪器设备处于良好备用状态，无积尘。	5	
	4. 吸引装置清洁、消毒备用。	5	
	5. 柜内物品分类放置，标签醒目，无过期。	5	
	6. 药品标签明显、清晰，无过期、变质、变色、发霉。高危药品按照高危药品管理制度进行管理。	5	

放疗室管理工作指引（100分）

项目	指引标准	分值	扣分标准
工作质量标准（15分）	1. 布局合理，室内整洁，严格区分三区界限（清洁区、半清洁区、污染区），标识清楚。	5	做不到1项扣1~2分，严重者扣相应分值
	2. 进入处置室衣帽整洁，操作前后洗手、戴口罩，出入时随手关门，非工作人员严禁入室。	5	
	3. 严格掌握各项无菌技术操作和消毒隔离制度，熟练掌握各类换药，拆线。	5	
物品管理（15分）	1. 各类物品摆放有序近效期在最外（上）；无菌物品灭菌日期清晰，在有效期内使用；无菌物品开封后注明开封时间，超过24小时不得使用；消毒包松紧适宜，包布无破损。	10	做不到1项扣1~2分，严重者扣相应分值
	2. 各种医疗用品按规定放置，非医疗用品不得在室内存放。无菌物品定期检查，无过期物品。	5	
消毒隔离（30分）	1. 干缸无菌持物钳每4小时更换1次；碘酒、乙醇应密闭保存，每周更换1次，容器每周灭菌两次。	8	做不到1项扣1~2分，严重者扣相应分值
	2. 器械、镊子、治疗碗等用后初洗干净，无残留血液、污垢及铁锈。	7	
	3. 各种消毒液浓度符合要求，按规定更换，有标识。	5	
	4. 特异性感染伤口（破伤风、气性坏疽等）换药后的物品敷料放入双层医疗垃圾袋内封扎后立即焚烧。	5	
	5. 每日用含氯消毒液擦拭物体表面，湿式清扫，拖布（有标志）固定使用，每周彻底扫除1次。洗手池清洁、无污渍，洗手液清洁，干手纸巾备用充足。	5	
医用垃圾（5分）	医用垃圾和生活垃圾分开放置，由专门人员回收并登记。	5	做不到1项扣1~2分，严重者扣相应分值
紫外线灯管管理（5分）	每日紫外线空气消毒2次，每次30分钟，并有监测记录。每半年紫外线灯管强监测1次，并有记录。	5	做不到1项扣1~2分，严重者扣相应分值

门诊处置室管理工作指引（100分）

项目	指引标准	分值	扣分标准
工作质量标准（15分）	1. 布局合理，室内整洁，严格区分三区界限（清洁区、半清洁区、污染区），标识清楚。 2. 进入处置室衣帽整洁，操作前后洗手、戴口罩，出入时随手关门，非工作人员严禁入室。 3. 严格掌握各项无菌技术操作和消毒隔离制度，熟练掌握各类换药，拆线。	5 5 5	做不到1项扣1~2分，严重者扣相应分值
物品管理（15分）	1. 各类物品摆放有序近效期在最外（上）；无菌物品灭菌日期清晰，在有效期内使用；无菌物品开封后注明开封时间，超过24小时不得使用；消毒包松紧适合，包布无破损。 2. 各种医疗用品按规定放置，非医疗用品不得在室内存放。无菌物品定期检查，无过期物品。	10 5	做不到1项扣1~2分，严重者扣相应分值
消毒隔离（30分）	1. 干缸无菌持物钳每4小时更换1次；碘酒、乙醇应密闭保存，每周更换1次，容器每周灭菌2次。 2. 器械、镊子、治疗碗等用后初洗净，无残留血液、污垢及铁锈。 3. 各种消毒液浓度符合要求，按规定更换，有标识。 4. 特异性感染伤口（破伤风、气性坏疽等）换药后的物品敷料放入双层医疗垃圾袋内封扎后立即焚烧。 5. 每日用含氯消毒液擦拭物体表面，湿式清扫，拖布（有标志）固定使用，每周彻底扫除1次。洗手池清洁，无污渍，洗手液清洁，干手纸巾备用充足。	8 7 5 5 5	做不到1项扣1~2分，严重者扣相应分值
医用垃圾（5分）	医用垃圾和生活垃圾分开放置，由专门人员回收并登记。	5	做不到1项扣1~2分，严重者扣相应分值
紫外线灯管管理（5分）	每日紫外线空气消毒2次，每次30分钟，并有监测记录。每半年紫外线灯管强监测1次，并有记录。	5	做不到1项扣1~2分，严重者扣相应分值

项目	指引标准	分值	扣分标准
抢救车（20分）	1. 急救设备物品做到一专（专人负责、检查、管理），四定（定数量、定位置、定卡片、定期消毒）、三无（无责任性损坏、无药品变质、无过期失效）、两及时（及时检查维修、及时领取补充）。	3	1项不符合要求扣相应分
	2. 急救仪器完好率100%。	2	
	3. 每月有检查记录并签字。	2	
	4. 抢救设备物品清洁、整齐、无血迹，放置安全。	1	
	5. 抢救车清洁、无尘土，定点放置，其上无杂物。	1	
	6. 抢救车内药品标识清楚，放置有序，字迹清楚。	2	
	7. 急救药品固定基数，按效期顺序放置。药品名称与外包装相符，无过期、变质、混浊、沉淀、破损，标签清楚。	2	
	8. 有缺失药品说明，并能及时领回补充，并在效期登记本上记录。	1	
	9. 急救用物有固定基数，用物清洁、无污渍，无破损，一次性用物无过期，能应急使用。	1	
	10. 按要求配置抢救物品。	2	
	11. 抢救完毕，及时补充各种物资，保证随时可以投入抢救状态。	2	
氧气设备（5分）	1. 吸氧装置、氧气筒、氧气袋（附调节器）、氧气管、扳手处于完好备用状态。	2	1项不符合要求扣相应分值
	2. 护士能熟练操作。	3	
简易呼吸器（5分）	1. 固定放置位置，气囊与面罩、氧气管连接正确紧密。	2	1项不符合要求扣相应分值
	2. 护士能熟练操作，知晓相关知识。	2	
	3. 简易呼吸器保持清洁备用，用后及时消毒处理。	1	

发热门诊护理工作指引（100分）

项目	指引标准	分值	扣分标准
护士 素质 （30分）	1. 护士仪表、仪容符合规范要求。	2	现场查看，提问、考核护士，1项中的一点不符合要求扣1分，最多扣1项中的全部分值
	2. 坚守岗位，实行首诊负责制。文明用语，主动热情接待患者。	3	
	3. 熟悉发热门诊常见疾病临床表现，能正确分诊，协助医生进行诊治，并做好患者登记。	5	
	4. 熟练掌握发热门诊相关制度、流程、人员职责，如发热患者接诊流程，并规范执行。	5	
	5. 熟练掌握专科知识及操作技能，如新冠主要表现、防护服穿脱方法。	5	
	6. 准确登记就诊患者信息，根据疫情及时上报。	5	
	7. 如遇重大疫情要积极参与，服从安排。	5	
消毒 隔离 （50分）	1. 严格执行手卫生规范，掌握正确洗手方法。	5	现场查看，提问、考核护士，1项中的一点不符合要求扣2~3分，最多扣1项中的全部分值
	2. 严格执行消毒隔离制度，各室台面、桌面等物体表面用1 000 mg/L含氯消毒液擦拭。定期开窗通风，每日紫外线灯管或循环风消毒机消毒2次以上。紫外线灯管每周用75%乙醇擦拭，循环风消毒机每周清洗滤网1次，并做好登记。	5	
	3. 各诊室诊断床套及时更换。	5	
	4. 墩布分区使用，做到标识清楚、悬挂晾干、定点放置。	5	
	5. 定期做好空气细菌学监测，做好登记。	5	
	6. 使用中的消毒液确保在有效期及有效浓度内。	5	
	7. 无菌物品与非无菌物品分类放置，确保无菌物品无过期、无破损。	5	
	8. 医疗垃圾双层包装，按医疗废物处理要求执行，及时回收，并做好交接签字登记。	5	
	9. 患者使用过的物品及时进行终末处理，如体温表的消毒，均按规范执行。	5	
	10. 根据疫情防护级别，严格执行消毒隔离制度。	5	

续表

项目	指引标准	分值	扣分标准
环境管理（10分）	1. 环境整洁，卫生良好，无吸烟、无异味，诊区物品有序。 2. 污染区、潜在污染区、清洁区分区明确。 3. 诊室环境整洁，桌面、台面无杂物，各种资料随用随整理，文书记录齐全。	2 3 5	不合要求的每项酌情扣1~5分
急救管理（10分）	1. 急救车内标识清楚，物品、药品定位、定数量、专人保管，班班检查、交接。药品无混浊、无过期、无变质，有近效期和使用登记。 2. 氧气筒定位放置，压力标识明确，做到"四防"。 3. 冰柜应保持清洁，温度保持在4℃左右，并做好检查登记。咽拭子采集用物确保充足。	5 2 3	不合要求的每项酌情扣1~5分

感染疾病科门诊护理管理工作指引（100分）

项目	指引标准	分值	扣分标准
护士素质（20分）	1. 护士仪表、仪容符合规范要求。 2. 坚守岗位，实行首诊负责制。文明用语，主动热情接待患者。 3. 熟悉感染性疾病科门诊常见疾病临床表现，能正确分诊，协助医生进行诊治，并做好患者登记。 4. 熟练掌握感染性疾病科门诊相关制度、流程、人员职责，并规范执行。 5. 熟练掌握专科知识及操作技能，如防护服穿脱方法。 6. 准确登记就诊患者信息，酌情上报。 7. 如遇重大疫情要积极参与，服从安排。	3 3 3 3 3 2 3	现场查看，提问、考核护士，1项中的一点不符合要求扣1分，最多扣1项中的全部分值
消毒隔离（20分）	1. 严格执行手卫生规范，掌握正确洗手方法。 2. 严格执行消毒隔离制度，各室台面、桌面等物体表面用1 000 mg/L含氯消毒液擦拭。定期开窗通风，每日紫外线灯照射消毒30分钟以上。紫外线灯管每周用75%乙醇擦拭，并做好登记。	2 2	

项目		指引标准	分值	扣分标准
		3. 各诊室诊断床套及时更换。	2	现场查看,提问、考核护士,1项中的1处不符合要求扣2~3分,最多扣1项中的全部分值
		4. 墩布分区使用,做到标识清楚、悬挂晾干、定点放置。	2	
		5. 定期做好空气细菌学监测,做好登记。	2	
		6. 使用中的消毒液确保在有效期及有效浓度内。	2	
		7. 无菌物品与非无菌物品分类放置。确保无菌物品无过期、无破损。	2	
		8. 医疗垃圾双层包装,按医疗废物处理要求执行,及时回收,并做好交接登记签名。	2	
		9. 患者使用过的物品及时进行终末处理,如体温表的消毒,均按规范执行。	2	
		10. 根据疫情防护级别,严格执行消毒隔离制度。	2	
环境管理(10分)		1. 环境整洁,卫生良好,无吸烟、无异味,诊区物品有序。	2	不合要求的每项酌情扣1~5分
		2. 污染区、潜在污染区、清洁区分区明确。	3	
		3. 诊室环境整洁,桌面、台面无杂物,各种资料随用随整理,文书记录齐全。	5	
急救管理(10分)		1. 急救车内标识清楚,物品、药品定位、定数、专人保管、班班检查、交接。药品无混浊、无过期、无变质,有近效期管理和使用登记。	5	不合要求的每项酌情扣1~5分
		2. 氧气筒定位放置,压力标识明确,做到"四防"。	2	
		3. 冰柜应保持清洁,冷藏温度保持在4℃~10℃左右,并做好检查登记。	3	
疾病管理(40分)	肺结核	1. 掌握正确留取痰标本的方法及注意事项。	2	现场查看,提问、考核护士,1项中的1处不符合要求扣1分,最多扣1项中的全部分值
		2. 掌握抗结核药物的用法、不良反应及耐药相关知识。	3	
		3. 掌握呼吸道及痰液的消毒隔离防护相关知识。	3	
		4. 掌握肺结核的临床表现,正确分诊,协助诊治。	2	
	肝炎	1. 掌握甲、乙、丙型肝炎的分类、临床表现及肝功能化验各项指标的意义。	3	
		2. 掌握肝炎的传播途径及消毒隔离相关知识。	3	
		3. 掌握规范化抗病毒治疗及健康宣教知识。	2	
		4. 掌握针刺伤应急处理及上报流程。	2	

项目		指引标准	分值	扣分标准
艾滋病		1. 按时随访患者服药治疗情况，并做好记录。	3	
		2. 掌握艾滋病患者治疗流程及随访内容。	3	
		3. 掌握艾滋病药物的方法及药物不良反应等相关知识。	2	
		4. 掌握 CD4 病载意义及职业暴露应急处理。	2	
肠道疾病		1. 掌握手卫生的方法及饮食卫生习惯。	2	
		2. 掌握用药的相关知识。	2	
		3. 掌握灌肠的目的、方法及注意事项。	3	
		4. 掌握急救应急相关知识。	3	

注射室护理管理工作指引（100分）

项目	指引标准	分值	扣分标准
护士服务质量管理（25分）	1. 护士仪表、仪容、仪态、语言符合规范要求，称谓得当。	2	1项不符合要求的酌情扣相应分值
	2. 接待患者热情，解释耐心。	2	
	3. 坚守岗位，外出有去向。	3	
	4. 使用文明用语，微笑服务，不与患者发生口角。	3	
	5. 做到四轻（走路轻、说话轻、操作轻、关门轻）。	3	
	6. 做好健康教育、用药指导及相关告知。	4	
	7. 提供便民服务，患者对护理服务满意，满意度≥97%。	3	
	8. 巡视皮试、注射观察区，及时发现安全隐患。	5	
环境管理消毒隔离（25分）	1. 私密性良好，注重保护患者隐私。	2	
	2. 室内整洁，桌面、窗台无杂物。	3	
	3. 一次性注射器放置无菌柜内，无过期。	4	
	4. 启封的溶媒使用按医院感染管理规定执行。	4	
	5. 室内空气使用紫外线灯管照射并按要求做好台面、地面等的消毒，有登记。	4	
	6. 医用垃圾分类放置，按医疗废物处理办法执行。	4	
	7. 严格执行手卫生，按照医院消毒规范执行。	4	

续表

项目	指引标准	分值	扣分标准
业务管理（50分）	1. 严格执行《医院安全注射管理制度》。	2	1项不符合要求的酌情扣相应分值
	2. 认真执行医嘱，有字迹不清或可疑时应与医生联系，核实后再执行。使用新药前，必须先阅读说明书，再进行注射。	5	
	3. 严格用两种以上方法对患者身份进行识别，严格执行查对制度（患者及药品均应查对），防止发生任何差错。	5	
	4. 按规定注射前做过敏试验，皮试后患者在观察区接受观察。	5	
	5. 可疑阳性者，做盐水对照试验。	3	
	6. 脱敏注射者，要履行"同意脱敏注射"的签字手续。	3	
	7. 密切观察注射后用药反应，注射后应休息10～30分钟再离去，一旦发生意外，应立即采取救护措施，并报告医生。	5	
	8. 认真填写试验结果及批号，做到标志醒目，签全名，并告知患者。	5	
	9. 备必要的抢救物品、药品，按规定检查，保证处于完好备用状态。	4	
	10. 认真填写《注射患者登记本》，项目齐全，字迹清楚，签全名。	3	
	11. 熟练掌握过敏性休克的抢救程序。	5	
	12. 熟记各种常用药物的通用名及商品名，掌握药物剂型、剂量、浓度、用法、作用、副作用及配伍情况。	5	

超声科护理管理工作指引（100分）

项目	指引标准	分值	扣分标准
劳动纪律（20分）	1. 按时上下班，无迟到、早退、脱岗、旷工现象。 2. 上班期间坚守岗位。	20	迟到、早退1次扣3分；脱岗1次扣10分；旷工按医院有关规定执行

续表

项目	指引标准	分值	扣分标准
文明服务（20分）	1. 服务态度好，无投诉。 2. 着装整齐，举止端庄，挂牌上岗，服务用语文明，无生、冷、硬、顶、推、拖现象。	20	被投诉服务态度差，1次酌情扣3～5分；仪表不符合规范，文明用语执行差，1次酌情扣2～5分
技术操作（20分）	1. 严格计费、准确分诊、杜绝漏费。 2. 根据具体情况及时协调分诊。	20	漏费1次扣5分，造成投诉，1次酌情2～3分
急救车急救仪器管理（20分）	1. 急救药品数目齐全，无过期。 2. 急救药品记录单按规定及时登记。 3. 急救仪器性能完好。	20	发现急救药品缺少过期1次酌情扣5分，不及时登记扣3分
院内感染控制（20分）	1. 严格执行医疗废物规范管理制度。 2. 手消毒液按规范要求执行。	20	发现不规范执行者扣5分，做不到1人使用消毒1次酌情扣5～10分

放射科护理管理工作指引（100分）

项目	指引标准	分值	扣分标准
劳动纪律（20分）	1. 按时上下班，无迟到、早退、脱岗、旷工现象。 2. 上班期间坚守岗位。	20	迟到、早退1次扣3分，脱岗1次扣10分，旷工按医院有关规定执行
文明服务（20分）	1. 服务态度好，无投诉。 2. 着装整齐，举止端庄，挂牌上岗，服务用语文明，无生、冷、硬、顶、推、拖现象。	20	被投诉服务态度差，1次酌情扣3～5分；仪表不符合规范，文明用语执行差，1次酌情扣2～5分
技术操作（20分）	1. 严格执行无菌技术操作。 2. 规范静脉穿刺操作。	20	不规范操作者，1次扣5分

续表

项目	指引标准	分值	扣分标准
急救车急救仪器管理（15分）	1.急救药品数目齐全，无过期。 2.急救药品记录单按规定及时登记。 3.急救仪器性能完好。	15	发现急救药品缺少、过期1次酌情扣3~5分，不及时登记扣2分
院内感染控制（20分）	1.严格执行医疗垃圾规范管理制度。 2.手消毒液按规范要求执行。	20	发现不规范执行者扣5分，做不到1人使用消毒1次酌情扣5~10分

CT 室护理管理工作指引（100分）

项目	指引标准	分值	扣分标准
劳动纪律（20分）	1.按时上下班，无迟到、早退、脱岗、旷工现象。 2.上班期间坚守岗位。	20	迟到、早退1次扣3分；脱岗1次扣10分，旷工按医院有关规定执行
文明服务（20分）	1.服务态度好，无投诉。 2.着装整齐，举止端庄，挂牌上岗，服务用语文明，无生、冷、硬、顶、推、拖现象。	20	被投诉服务态度差，1次酌情扣3~5分，仪表不符合规范，文明用语执行差，1次酌情扣2~5分
技术操作（20分）	规范静脉穿刺操作① 查对患者身份、药物名称、效期；② 选择合适穿刺部位；③ 一人一用一消毒；④ 观察患者有无过敏反应。	20	不规范操作者，1次扣5分。
急救车急救仪器管理（15分）	1.急救药品数目齐全，无过期。 2.急救药品记录单按规定及时登记。 3.急救仪器性能完好。	15	发现急救药品缺少、过期1次酌情扣3~5分，不及时登记扣2分
院内感染控制（20分）	1.严格执行医疗垃圾规范管理制度。 2.手消毒液按规范要求执行。	20	发现不规范执行者扣5分，做不到1人使用消毒1次酌情扣5~10分

续表

项目	指引标准	分值	扣分标准
紫外线 （5分）	紫外线使用、登记、保养、监测。	5	紫外线使用登记缺项1次扣1分，保养缺项扣2分，无监测扣2分

皮肤科护理管理工作指引（100分）

项目	指引标准	分值	扣分标准
工作 质量 标准 （60分）	1. 严格执行上班制度，着装符合要求，精神饱满。 2. 做好开诊前的准备工作，为患者创造良好的就诊环境。 3. 整理检查无菌物品，并按消毒日期的先后顺序摆放。 4. 治疗室每日用300～500 mg/L的含氯消毒剂擦拭物体表面，再用紫外线照射30～60分钟。 5. 协助医生做好各项治疗，做好宣教工作。 6. 严格执行无菌技术操作原则。 7. 医疗废物严格按照《医疗废物管理条例》进行分类处理。 8. 每日统计门诊工作量，并做好预约患者和复诊患者的登记。 9. 仪器定位放置，每日清洁、维护，保证处于备用状态。 10. 保护患者隐私，为患者做好保密工作。	3 6 6 6 8 7 6 6 6 6	做不到1项扣1～2分，严重者扣相应分值
消毒 隔离 （40分）	1. 严格执行无菌技术操作、消毒隔离技术、手卫生规范。 2. 治疗室分区明确，分无菌区、清洁区、污染区，并定期通风。 3. 地面每日500～1 000 mg/L消毒液擦拭，空气用紫外线照射1次。 4. 治疗室温度为21℃～25℃，湿度为30%～60%。 5. 无菌物品与非无菌物品应分类放置，使用中的各种一次性医疗用品、消毒液、器械包等均应在有效期范围之内。一次性无菌物品杜绝重复使用。 6. 医疗废物按规范分类处置，做好标识、登记。	6 6 7 7 7 7	做不到1项扣1～2分，严重者扣相应分值

检验科护理管理工作指引（100分）

项目	指引标准	分值	扣分标准
劳动纪律（20分）	1. 按时上下班，无迟到、早退、脱岗、旷工现象。 2. 上班期间坚守岗位。	20	迟到、早退1次扣3分；脱岗1次扣10分；旷工按医院有关规定执行
文明服务（20分）	1. 服务态度好，无投诉。 2. 着装整齐，举止端庄，挂牌上岗，服务用语文明，无生、冷、硬、顶、推、拖现象。	20	被投诉服务态度差，1次酌情扣3～5分；仪表不符合规范，文明用语执行差，1次酌情扣2～5分
技术操作（20分）	静脉采血：①进行患者身份识别及检验项目查对确认；②按检验要求规范采血；③严格执行无菌技术操作原则；④告知患者采血前后的注意事项。	20	不规范操作者，1次扣5分
消毒隔离（20分）	1. 一人一针一管一巾一用一消毒。 2. 紫外线消毒每日1次，每次1小时，做好登记、定期监测。 3. 每班下班前30分钟进行操作台面的消毒。 4. 消毒液、棉签按规范要求执行。	20	1项不合格扣3～5分
院内感染控制（20分）	1. 严格执行医疗垃圾规范管理制度。 2. 手消毒液按规范要求执行。	20	发现不规范执行者扣5分；做不到一人一用一消毒1次酌情扣5～10分

肛肠科护理管理工作指引（100分）

项目	指引标准	分值	扣分标准
劳动纪律（20分）	1. 按时上下班，无迟到、早退、脱岗、旷工现象。 2. 上班期间坚守岗位。	20	迟到、早退1次扣3分，脱岗1次扣10分，旷工按医院有关规定执行
文明服务（20分）	1. 服务态度好，无投诉。 2. 着装整齐，举止端庄，挂牌上岗，服务用语文明，无生、冷、硬、顶、推、拖现象。	20	被投诉服务态度差，1次酌情扣3~5分；仪表不符合规范，文明用语执行差，1次酌情扣2~5分
技术操作（20分）	1. 严格执行无菌技术操作规范。 2. 密闭式静脉输液：① 查对患者身份及药物；② 调节滴速；③ 观察患者的病情变化；④ 治疗巾、止血带做到一人一用。	20	不规范操作者，1次扣3~5分
急救车急救仪器管理（15分）	1. 急救药品数目齐全、无过期。 2. 急救药品记录单按规定及时登记、急救仪器性能完好。	15	发现急救药品缺少、过期1次酌情扣3~5分，不及时登记扣2分
院内感染控制（20分）	1. 严格执行医疗垃圾规范管理制度。 2. 手消毒液按规范要求执行。	20	发现不规范执行者扣5分，做不到1人使用消毒1次酌情扣3~5分
科室仪器设备（5分）	1. 做好治疗仪的维护、保养。 2. 紫外线的使用登记、保养、监测工作到位。	5	发现治疗仪保养不到位扣2分；紫外线使用登记缺项1次扣1分，保养缺项扣2分，无监测扣2分

高压氧舱护理管理工作指引（100分）

项目	指引标准	分值	扣分标准
劳动纪律（20分）	1. 按时上下班，无迟到、早退、脱岗、旷工现象。 2. 上班期间坚守岗位。	20	迟到、早退1次扣3分，脱岗1次扣10分，旷工按医院有关规定执行
文明服务（20分）	1. 服务态度好，无投诉。 2. 着装整齐，举止端庄，挂牌上岗，服务用语文明，无生、冷、硬、顶、推、拖现象。	20	被投诉服务态度差，1次酌情扣3～5分；仪表不符合规范，文明用语执行差，1次酌情扣2～5分
技术操作（20分）	1. 检查压力表、测氧仪、对讲设备、舱内照明、空调系统及操舱程序是否正常，检查吸排氧管是否通畅。 2. 操舱人员向患者及陪舱人员讲解高压氧的注意事项，严禁将打火机、火柴、电动玩具、手机等带入舱内，指导患者正确掌握咽鼓管开启动作。	20	不规范操作者，1次扣3分
急救车急救仪器管理（15分）	1. 急救药品数目齐全、无过期。 2. 急救药品记录单按规定及时登记。 3. 急救仪器性能完好。	15	发现急救药品缺少、过期1次酌情扣3～5分，不及时登记扣2分
院内感染控制（20分）	1. 严格执行医疗垃圾规范管理制度。 2. 手消毒液按规范要求执行。	20	发现不规范执行者扣5分，做不到一人一用一消毒1次酌情扣3～5分
科室仪器设备（5分）	1. 做好高压氧氧舱的维护、保养。 2. 循环风的使用登记、保养、维修工作到位。	5	发现维护保养1项不到位扣2分

介入科护理管理工作指引（100分）

项目	指引标准	分值	扣分标准
劳动纪律（20分）	1. 根据手术情况调整上班时间，需要上班时不得迟到、早退、旷工。 2. 上班期间坚守岗位，不得串岗、脱岗、干私活。	20	迟到、早退1次扣3分，脱岗1次扣10分，旷工按医院有关规定执行
文明服务（20分）	1. 服务态度好，无投诉。 2. 着装整齐，举止端庄，挂牌上岗，服务用语文明，无生、冷、硬、顶、推、拖现象。	20	被投诉服务态度差，1次酌情扣3～5分；仪表不符合规范，文明用语执行差，1次酌情扣2～5分
技术操作（20分）	1. 按规范熟练掌握各种应急预案、抢救程序、各项急救技能。 2. 按规范熟练掌握静脉留置针的穿刺方法。 3. 按规范熟练掌握心电监护仪、除颤仪、DSA等仪器设备的使用。	20	不规范操作者，1次扣5分
急救车急救仪器管理（15分）	1. 急救药品数目齐全，无过期。 2. 急救药品记录单按规定及时登记。 3. 急救仪器性能完好，定期清洁消毒保养。 4. 抢救仪器、药品定点放置，定人保管、定期检查、专人负责。	15	发现急救药品缺少、过期1次酌情扣5分，不及时登记扣2分，仪器故障扣10分，无专人保管扣2分
院内感染控制（20分）	1. 严格执行医疗垃圾规范管理制度。 2. 手消毒按规范要求执行。 3. 有重点部位的监测指标与记录。 4. 过滤网每周清洁1次，并做好登记。 5. 工作人员进入手术室要穿专用拖鞋、戴口罩、帽子、洗手。 6. 加强医院感染的监测。	20	发现不规范执行者扣3分，感染监测缺1次扣3分，手卫生不规范1次扣3分
紫外线（5分）	紫外线按要求使用、登记、保养、监测。	5	紫外线使用登记缺项1次扣1分，保养缺项扣2分，无监测扣2分

心电图室管理工作指引（100分）

项目	指引标准	分值	扣分标准
工作质量标准（50分）	1. 严格遵守医院规章制度，按时上下班，着装符合要求。	4	做不到1项扣1~2分，严重者扣相应分值
	2. 做好开诊前的准备工作，为患者创造良好的就诊环境。	4	
	3. 热情接待患者，做好患者心理护理，向患者介绍有关检查知识，解除思想顾虑。	5	
	4. 诊室每日用300~500 mg/L的含氯消毒剂擦拭物体表面，紫外线照射60分钟。	5	
	5. 合理安排患者就诊，做到服务周到，使患者满意。	5	
	6. 在检查期间，严密观察患者的反应，消除紧张情绪，做好宣教工作。	10	
	7. 根据患者病情进行预约，安排重病者或者老年患者提前就诊。	5	
	8. 统计门诊工作量，并做好登记。	4	
	9. 诊室整齐无杂物，物品配备充足，使用后及时登记。	4	
	10. 仪器定位放置，每日清洁、维护，处于完好备用状态。	4	
消毒隔离（30分）	1. 检查各种用品、消毒器械是否准备齐全，诊疗完毕分别清理，消毒备用。	5	做不到1项酌情扣1~2分，严重者扣相应分值
	2. 对传染病患者根据条例，及时隔离消毒处理。	5	
	3. 诊室分区明确，定期通风。	5	
	4. 地面每日500~1 000 mg/L含氯消毒液擦拭，紫外线照射60分钟。	5	
	5. 手消毒液按规范要求执行。	5	
	6. 医疗废物，严格按照《医疗废物管理条例》进行分类处理，并做好登记。	5	
急救管理（10分）	1. 根据需要配备急救车，急救车内药品、物品齐全，标识清晰，无过期。高危药品按照高危药品管理制度进行管理。	5	做不到1项扣1~2分，严重者扣相应分值
	2. 急救车内物品、药品齐全，完好备用。	5	
仪器管理（10分）	1. 护士熟练掌握仪器操作规程，知晓相关知识。	5	做不到1项扣1~2分，严重者扣5分
	2. 使用后正确保养仪器。	5	

体检中心护理管理工作指引（100分）

项目	指引标准	分值	扣分标准
劳动纪律（20分）	1. 按时上下班，无迟到、早退、脱岗、旷工现象。 2. 上班期间坚守岗位。	20	迟到、早退1次扣3分，脱岗1次扣10分，旷工按医院有关规定执行
文明服务（20分）	1. 服务态度好，无投诉。 2. 着装整齐，举止端庄，挂牌上岗，服务用语文明，无生、冷、硬、顶、推、拖现象。	20	被投诉服务态度差，1次酌情扣3~5分；仪表不符合规范，文明用语执行差，1次酌情扣2~5分
技术操作（20分）	静脉采血：① 进行患者身份识别及检验项目查对确认；② 按检验要求规范采血；③ 严格执行无菌技术操作原则；④ 告知患者采血前后的注意事项。	20	不规范操作者，1次扣5分
消毒隔离（20分）	1. 一人一针一管一巾一用一消毒。 2. 紫外线消毒每日1次，每次半小时，做好登记、监测。 3. 每班下班前30分钟进行操作台面的消毒。 4. 消毒液、棉签按规范要求执行。	20	1项不合格扣3~5分
院内感染控制（20分）	1. 严格执行医疗垃圾规范管理制度。 2. 手消毒液按规范要求执行。	20	发现不规范执行者扣5分；做不到一人一用一消毒1次酌情扣5~10分

支气管镜室管理工作指引（100分）

项目	指引标准	分值	扣分标准
劳动纪律（10分）	1. 按时上下班，无迟到、早退、脱岗、旷工现象。 2. 上班期间坚守岗位。	10	迟到、早退1次扣3分，脱岗1次扣10分，旷工按医院有关规定执行
文明服务（10分）	1. 着装整齐，举止端庄，挂牌上岗，服务用语文明，无生、冷、硬、顶、推、拖现象。 2. 服务热情，态度和蔼，患者满意，满意度≥97%。	10	
环境管理（30分）	1. 布局合理，分诊疗区、清洗消毒区、清洁区，设备齐全，各项设备完好备用。 2. 仪器要定点放置、定期检查、定人管理，定期保养维修，并设有操作卡，如有故障及时通知维修。 3. 环境整洁，物品放置有序，标志醒目。 4. 墙壁、窗台、玻璃、门及桌上下等处清洁无灰尘。	30	1项做不到扣3~5分，造成严重影响者5~10分
安全管理（50分）	1. 急救车内物品齐全，完好备用，有专人管理，急救药品与卡相符，无过期。 2. 气管镜清洗消毒符合《内镜清洗消毒技术操作规范》要求。 3. 内镜附件，如活检钳、细胞刷，一用一消毒。 4. 每日诊疗结束，洗消机用500 mg/L含氯消毒液擦拭30分钟，清洗干净，干燥备用。 5. 不用过期灭菌物品、一次性物品和消毒剂等。 6. 每日进行紫外线消毒，并做好记录。 7. 气管镜室每季度有空气培养，物体表面和医护人员手样本监测。 8. 医疗废物处置符合相关规定。 9. 吸引器用后每次用500 mg/L含氯消毒液冲洗干净，并干燥保存。	50	

123

烧伤整形创面修复门诊护理工作指引（100分）

项目	指引标准	分值	扣分标准
工作质量标准（50分）	1. 严格遵守医院规章制度，按时上下班，着装符合要求。	4	做不到1项扣1~2分，严重者扣5~10分
	2. 做好开诊前的准备工作，为患者创造良好的就诊环境。	4	
	3. 整理检查无菌物品，按消毒日期的先后顺序摆放，过期物品应重新灭菌。	5	
	4. 诊室每日用300~500 mg/L的含氯消毒剂擦拭物体表面，紫外线照射60分钟。	5	
	5. 合理安排患者就诊，做到服务周到，患者满意。	5	
	6. 配合医生做好治疗，治疗期间安慰患者，消除紧张情绪，严密观察患者反应，无不良反应方可离去，告知注意事项，做好宣教工作。	10	
	7. 治疗期间严格执行无菌技术操作规程，接触患者前后正确洗手。	5	
	8. 统计门诊工作量，并做好登记。	4	
	9. 诊室整齐无杂物，物品配备充足，使用后及时登记。	4	
	10. 仪器定位放置，每日清洁、维护，处于完好备用状态。	4	
消毒隔离（30分）	1. 严格执行无菌技术操作、消毒隔离技术、手卫生规范。	5	做不到1项扣1~2分，严重者扣5~8分
	2. 无菌物品与非无菌物品应分类放置，使用中的各种一次性医疗用品、消毒液、器械包等应在有效期范围之内。一次性无菌物品杜绝重复使用。	5	
	3. 诊室分区明确，定期通风。	5	
	4. 地面每日消毒液擦拭，紫外线照射60分钟。	5	
	5. 紫外线灯管从0准确累计，1周用75%乙醇棉签擦拭并记录。	5	
	6. 医疗废物，严格按照《医疗废物管理条例》进行分类处理，并做好登记。	5	
急救管理（10分）	1. 根据需要配备急救箱，箱内药品、物品齐全，标识清晰，无过期。高危药品按照高危药品管理制度进行管理。	5	做不到1项扣1~2分，严重者扣5~6分
	2. 急救箱内物品、药品齐全，完好备用。	5	
仪器管理（10分）	1. 护士熟练掌握仪器操作规程，知晓相关知识。	5	做不到1项扣1~2分，严重者扣5分
	2. 使用后正确保养仪器，用乙醇纱布擦干净仪器表面，并做好登记。	5	

护理专业工作指引

压力性损伤管理工作指引（100分）

项目	指引标准	分值	扣分标准
基本信息（5分）	1. 及时准确、认真填写患者的基本信息。	1	1项不符合标准要求扣相应分值
	2. 发现时间与报告时间具体到分钟，不可超过24小时。	1	
	3. 压疮类别填写正确，入院带来、高危压疮、难免发生只选其一。	1	
	4. 压疮程度（分期）与患者实际压疮部位（分期）相符。	1	
	5. 填报人、护士长签全名。	1	
压力性损伤危险因素评估（5分）	1. 压疮危险因素评估全面，评分准确。	1	1项不符合标准要求扣相应分值
	2. 疾病因素：不重复记录入院时的医学诊断，记录既往影响压疮愈合的相关疾病史（如糖尿病、血液病、免疫系统疾病、恶性肿瘤等）。	1	
	3. 压力性损伤风险的特殊人群（转运途中的患者、重症患者、脊髓损伤患者、姑息治疗、肥胖、手术患者）。	2	
	4. Braden评分，记录首次总评分值。	1	
压力性损伤患者Braden评分（10分）	1. 入院后24小时内完成评估，Braden评分≤12分，24小时内上报。	1	1项不符合标准要求扣相应分值
	2. 评分10~12分为高度风险，应班班评估。	2	
	3. 评分13~14分为中度风险，应每周评估两次；评分15~16分为轻度风险，首次评估后每周再评估一次，≥15分停止监控。	2	
	4. 评分≤9分为极高风险，若符合《难免压疮评估/报告表》中3项以上者及时上报难免压疮，并引起高度重视。	2	
	5. 有病情变化时应随时评估。	2	
	6. 转科患者双方共同评估，均需有记录。	1	

项目	指引标准	分值	扣分标准
压力性损伤的预防和治疗措施（10分）	1. 床单位整洁，床铺平整，使用间断式充气气垫床。 2. 预防性皮肤护理：保持皮肤清洁并适当保湿，酌情使用隔离产品。 3. 全面营养评估：制订个性化营养护理计划。 4. 体位变换和早期活动：根据患者个人活动水平、灵活性、独立体位变化能力、皮肤/组织耐受性、总体健康状况、治疗目标、患者舒适感和疼痛感确定，最大限度地分配骨隆突处的压力。 5. 器械相关性压力性损伤：定期监测医疗器械松紧度，不需要用衬垫等预防性敷料增加压力，根据临床情况尽快移除。 6. 疼痛评估：使用疼痛评估工具评估，对交流障碍的患者应关注患者的肢体语言。 7. 清洗与清创：对怀疑或已有感染的创面使用有抗菌作用的清洗剂，无感染患者不要破坏缺血型四肢和足跟稳定坚硬干燥的焦痂。 8. 小角度翻身法：侧卧位小于30°角，抬高床头不超过30°，用膝枕、挡脚枕把剪切力减到最低。 9. 护士掌握压力性损伤患者翻身的方法、知识及技能，并落实于床旁。 10. 伤口敷料选择：根据压力性损伤分期和渗出液的量选择治疗性的伤口敷料，不适合使用者应遵循湿性愈合原则。	1 1 1 1 1 1 1 1 1 1 1	1项不符合标准要求扣相应分值
压力性损伤记录要求（10分）	1. 部位范围：只记录压力性损伤患者发生的部位和范围（cm）。 2. 部位：自上而下，从左到右。 3. 面积/体积：长cm×宽cm或长×宽cm²；长cm×宽cm×深cm或长×宽×深cm³；分期（1期、2期、3期、4期、不可分期、可疑深部组织损伤、器械相关性压力性损伤、黏膜相关性压力性损伤）准确，填写正确。 4. 局部情况：压力性损伤专业术语规范，记录应与患者伤口实际情况相符。	2.5 2.5 2.5 2.5	1项不符合标准要求扣相应分值

项目	指引标准	分值	扣分标准
局部情况（5分）	1. 患者基本资料（性别、年龄），病史（致伤原因、时间），急性伤口/慢性伤口，化验结果。	1	1项不符合标准要求扣相应分值
	2. 局部性因素评估，描述伤口解剖部位，评估伤口的类型及所处的愈合阶段。	1	
	3. 评估伤口有无结痂、异物，有无肉芽组织或坏死组织。	1	
	4. 了解患者对治疗的认知和期望。	2	
全身情况（10分）	1. 既往史评估全面无缺项，如：糖尿病、血液病、免疫系统疾病、恶性肿瘤等。	1	1项不符合标准要求扣相应分值
	2. 对老年人、营养缺乏、恶病质患者评估全身营养状况等。	1	
	3. 对组织血流灌注情况评估。	1	
	4. 神经系统损害，如：偏瘫、截瘫。	1	
	5. 评估有无凝血因子缺乏或功能异常所致的出血性疾病。	1	
	6. 评估系统治疗用药与压疮的关系，如：免疫抑制剂、细胞生长抑制剂、抗炎剂、抗凝剂、激素类药物。	1	
	7. 长期应用抗生素引起菌群失调、细菌耐药，造成患者抵抗力下降。	1	
	8. 合并症：器官移植、感染。	1	
	9. 慢性疾病：肿瘤、代谢性疾病、血管性疾病。	1	
	10. 评估与患者实际情况相吻合。	1	
伤口三角、伤口床、伤口边缘、伤口周围皮肤（20分）	1. 伤口床：大小深度（cm）/达肌肉、筋膜、骨骼、关节、潜行、窦道、瘘管。	5	1项不符合标准要求扣相应分值
	2. 伤口基底颜色：黑、黄、暗红、鲜红、粉红。	5	
	3. 伤口边缘：是否整齐、规则，有无浸渍、脱水、卷边；潜行/窦道/瘘管。	5	
	4. 伤口周围皮肤：伤口周围4 cm范围内以及敷料覆盖的所有皮肤。注意观察有无浸渍、表皮脱落、皮肤干燥、过度角化、湿疹/色素沉着；有无红、肿、热、痛及范围。	5	
渗出液性质评估（10分）	1. 正确评估渗出液的程度：是否干燥、湿润。	2	1项不符合标准要求扣相应分值
	2. 正确评估渗出液的类型：稀薄（血清样：含有血清，清澈；浆液性：含有血液，淡红，黏稠；血性：含有血液）、浓厚（脓血性：含有脓性及血液性细胞）、浑浊、脓性（脓液，腐肉细胞或微生物）。	2	

项目	指引标准	分值	扣分标准
	3. 气味：无、恶臭。	2	
	4. 评估渗出液的颜色：（黄色/棕色/绿色）、粉红色/红色。	2	
	5. 评估与患者实际情况相吻合。	2	
渗出液量评估（5分）	1. 护士知晓渗出液量评估的方法。肉眼观察法：如，占伤口容积的1/8或1/4；敷料被蘸湿的百分比：如，最外层蘸湿30%。	2.5	1项不符合标准要求扣相应分值
	2. 护士掌握渗出液量估计的方法。少量—5 mL/24 h；中量—5～10 mL/24 h；大量—10 mL/24 h。	2.5	
终末质量要求（10分）	上报要求： 1. 客观、真实、准确、及时、完整，签全名。	1	1项不符合标准要求扣相应分值
	2. 科室护士长或联络员初审后上报。	1	
	3. 护士长对护理措施是否到位，有跟踪记录。	2	
	4. 患者转科、检查、手术时护士应主动与相关科室交接，体现动态连续性观察与记录。	2	
	5. 遵循压力性损伤护理基本原则，及时缓解和移除压力源，防护措施落实于床旁。	2	
	6. 及时评价压力性损伤患者转归、防护措施是否落实以及难免压疮及时上报，做到不迟报、不漏报。	2	

糖尿病专科管理工作指引（100分）

项目	指引标准	分值	扣分标准
医嘱审核执行（3分）	1. 认真审核医嘱（糖尿病疾病护理常规、糖尿病饮食医嘱，胰岛素注射、血糖监测、口服降糖药医嘱等）。	1	医嘱审核不严谨1次扣1分，执行了非抢救口头医嘱1次扣2分
	2. 及时准确执行并签名。	1	
	3. 紧急情况下口头医嘱执行到位。	1	
护理评估（10分）	1. 糖尿病的阳性症状及体征评估全面。	2	评估不准确1项扣1分，有变化未评估1次扣2分。其余项目不符合要求扣相应分值
	2. 糖尿病相关的阳性检查结果准确记录。	2	
	3. 主要用药（口服、皮下、静脉应用的降糖药）能结合患者现存症状与体征及时记录。	2	

项目	指引标准	分值	扣分标准
	4. 能结合患者现存症状与体征及时效果评价。	2	
	5. 能结合患者的病情，及时记录糖尿病专科护理要点。	2	
护士对患者病情知晓情况（6分）	1. 患者糖尿病病史基本饮食、用药情况。 2. 目前病情、睡眠及排泄。 3. 目前阳性体征及阳性检查指标。 4. 专科护理要点。 5. 目前主要用药及目的。 6. 常见并发症预防。	6	不知道其中1项扣1分
防治低血糖（5分）	1. 护士/患者知晓低血糖的症状、防治知识及处理方法。 2. 患者住院期间未发生低血糖反应或发生后处置及时。 3. 患者床头准备并随身携带糖果、饼干等食物。	2 2 1	做不到1项扣相应分值
危急值（5分）	血糖危急值登记准确，汇报及时，执行处理医嘱及时。	5	登记不准确1处扣0.5分，汇报不及时1次扣2分，医嘱处理不及时1次扣2分
血糖监测表记录（5分）	1. 入病历的血糖监测表按医嘱及实际监测时间记录规范。 2. 未按时监测有原因备注。	2 3	1项不符合要求扣1分，未按时监测无备注的扣相应分值
安全注射（20分）	1. 保存方法：未开封的瓶装胰岛素或笔芯在2℃~8℃的环境中保存，已开封的在室温下保存，胰岛素笔芯保存期为开启后1个月并标注开启时间。 2. 注射角度：使用6mm及以下的针头一般成90°角进针，其他以45°角捏皮注射（4mm针头无须捏皮90°进针）。 3. 胰岛素笔注射拔针前停留10秒钟或以上，拔针后局部禁止按摩或热敷。 4. 护士/患者知晓注射后的进餐时间。	3 3 3 3	未按要求保存胰岛素扣2分，未根据针头长短选择注射角度扣3分，拔针后未停留够时间导致2滴以上胰岛素溢出扣2分，未有计划轮换注射部位扣2分，重复使用一次性针头扣3分，未按要求标识扣2分

续表

项目	指引标准	分值	扣分标准
	5. 护士/患者掌握对注射部位的评估及轮换原则，有计划地实施注射。	3	
	6. 胰岛素笔一次性针头一用一换，杜绝重复使用。	3	
	7. 严格按照胰岛素长效、短效类型在胰岛素笔的中间位置做好统一标识并备注打开时间，护士操作前必须认真核对无误后方可注射。	2	
安全用药（10分）	1. 护士/患者掌握各种降糖药的服药时间、方法 （1）磺胺类餐前30分钟服； （2）双胍类餐中或餐后服； （3）胰岛素快速释放促进剂餐时服； （4）α-糖苷酶抑制剂第一口饭后嚼碎服； （5）噻唑烷二酮类与进食无关。	1	1项不符合标准要求扣相应分值
	2. 护士/患者知晓服药后的进餐时间。	2	
	3. 护士/患者知晓服药后低血糖的症状及处理方法。	3	
血糖仪管理（10分）	1. 血糖仪显示的代码与试纸的代码必须一致。	1	1项不符合标准要求扣相应分值
	2. 测量时间准确：餐前、餐后2小时、睡前或遵医嘱。	1	
	3. 测量部位：指尖两侧。	2	
	4. 严禁在输液侧、水肿肢体或感染部位测量。	2	
	5. 测量方法：消毒皮肤用75%乙醇，试纸空气暴露<2分钟，使用一次性采血针头，结果告知患者。	2	
	6. 使用中的血糖仪有编号，且每台均有质控、维护清洁记录。	2	
预防糖尿病足（3分）	1. 护士/患者/家属知晓保护足部的方法。	1	1项不符合标准要求扣相应分值
	2. 评估患者足部情况是否属于高危人群。	1	
	3. 护士/患者掌握足部清洁、保暖、按摩、活动、保护等。	1	

项目	指引标准	分值	扣分标准
合理运动（4分）	1. 护士/患者掌握运动的方式、频率、时间、强度。 2. 护士/患者掌握运动的适应证、禁忌证及注意事项。	2 2	护士不掌握运动方式等扣1分，1位患者不掌握扣1分，护士/患者不掌握运动注意事项内容扣1分，指导不到位扣1分
合理饮食（4分）	1. 护士/患者知晓不同食物对血糖的影响、食物交换换算方法。 2. 护士/患者知晓掌握营养师制订的食谱具体内容，护士指导落实到位。	2 2	护士不知晓换算方法扣1分，1位患者不知晓扣1分，护士/患者不知晓食谱内容扣1分，指导不到位扣1分
治疗及护理措施（15分）	1. 护士知晓主要药物的作用、不良反应及注意事项，准确、规范实施各项治疗，并严密观察用药后反应。 2. 口服降糖药准确发放到口，相关告知宣教到位，并严密观察用药后反应。 3. 血糖监测、皮下注射胰岛素操作规范，落实各项操作并发症的预防措施与处理流程。 4. 餐后2小时血糖/胰岛素/C肽、口服葡萄糖耐量试验血标本按时准确采集，相关告知宣教到位，并及时送检。	3 3 4 5	护士不知晓内容扣1分，宣教告知不到位1位患者扣1分，操作并发症不掌握1项扣0.5分，血糖标本未准确采集1次扣1分，相关告知宣教不到位1次扣2分，未及时送检1次扣1分

心电监护仪管理工作指引（100分）

项目	指引标准	分值	扣分标准
心电监护信息（28分）	1. 准确录入患者信息，与实际监护患者相符。 2. 监护仪设置导联方式应与使用导联线一致，ECG菜单→"导联类型"，是否设置为相对应的3导联或5导联。 3. 选择合适的滤波方式（诊断、监护、手术）。 4. 对于起搏患者，必须开启起搏脉冲分析功能。	2 2 2 2	1项不符合要求扣相应分值

项目	指引标准	分值	扣分标准
	5. 建议每 24 小时内更换电极或改变位置，不出现皮肤破损。	3	
	6. 心电电极片安置位置合适，电极顺序正确。	2	
	7. 无过期或重复使用的一次性电极片。	3	
	8. 安置电极片部位皮肤应清洁，剃除毛发、去除皮屑，以避免导致电极接触不良。	3	
	9. ECG 波形的增益档需更改为自动（AUTO）。	2	
	10. 心率报警限设置应以自身心率（入院时）上下的 10%~20%（正常心率范围：成人：60~100 次/分；小儿：100~120 次/分；1 岁以下：110~130 次/分；新生儿：120~140 次/分）。	4	
呼吸监护（8 分）	1. 对角安放 RA 和 LL 电极以便获得最佳呼吸波。避免将肝区和心室处于呼吸电极的连线上，这对于新生儿特别重要。	3	1 项不符合要求扣相应分值
	2. 根据呼吸波形选择合适的波形幅度，在 RESP 菜单→波形幅度，放大倍数选项有 0.25、0.5、1、2 等。	2	
	3. 报警限应设置为自身呼吸（入院时）上下的 10%~20%（正常呼吸范围：成人 16~20 次/分；新生儿 40 次/分左右）。	3	
无创血压（20 分）	1. 选择合适的袖套：类型、大小、气囊宽度/上臂周长比例限定在 0.45~0.6 之间，以准确测量结果。	3	1 项不符合要求扣相应分值
	2. 将标记 Φ 处对准动脉测量点。	2	
	3. 测量部位应与心脏（左心室）保持水平。	2	
	4. 袖套应松紧适中：绑好后，放进 1~2 个手指。	2	
	5. 避免在有静脉输液或插导管的肢体上安装袖带。	2	
	6. 测量过程手臂和袖套不能有挤压。	2	
	7. 患者正在移动、发抖、痉挛或情绪激动时不宜测量，出现不能解释的异常值时应及时复测或手工测量。	2	
	8. 根据情况选择合适的测压间隔时间。	3	
	9. 报警限设置范围：上下限设置根据医生医嘱要求设定范围，如果没有具体要求，一般为患者血压值的±20%。	2	

项目	指引标准	分值	扣分标准
血氧饱和度（17分）	1. 传感器位置安装到位，保证红外线穿透感应。	2	1项不符合要求扣相应分值
	2. 每两个小时更换一次测量部位，注意观察测量部位的生理状况。	2	
	3. 不应在同侧手臂血压或同侧侧卧压迫。	2	
	4. 避免强光环境对信号的干扰。	2	
	5. 对末梢循环差，如休克、手指温度过低者应予保温。	3	
	6. 因涂指甲油、厚茧、手指破损、指甲过长会影响透光性，应避免在此类指头上监测。	3	
	7. 报警限设置范围：一般患者设在 90% 以上，如果是慢性病、长期耐受低氧患者设在 85% 以上。	3	
维护保养（27分）	1. 环境及电源符合要求。	2	1项不符合要求扣相应分值
	2. 外观良好，开机正常。	3	
	3. 监护仪外壳干净、无污迹。	3	
	4. 外壳、按键、旋钮、接口和附件无机械性损坏。	3	
	5. 电源线无磨损、绝缘性能良好。	2	
	6. 使用的电极、传感器、袖带和探头等附件齐全无破损，维修检查有登记。	3	
	7. 开机检查，系统时间正常，电池电量充足。	2	
	8. 声音报警和灯光报警的功能正常。	2	
	9. 系统的各种监护功能处于良好工作状态。	2	
	10. 定制日检表和待用状态标准，每日填写。	2	
	11. 患者外出检查或备收新患者时应将监护仪设置于"待机"状态。	1	
	12. 患者离院后应进行正确有效的终末消毒处理（清水—乙醇—清水）。	2	

静脉治疗护理技术操作强制执行部分质量管理工作指引（100分）

项目		指引标准	分值	扣分标准
基本要求（5）		1. 静脉药物的配置和使用应在洁净的环境中完成。	1	未做到扣1分
		2. 从事静脉治疗的护士应持有护士执业证书，并应定期进行静脉治疗所必需的专业知识及技能培训。	1	
		3. PICC置管操作应由经过PICC专业知识与技能培训、考核合格且有5年及以上临床工作经验的护士完成。	1	
		4. 应对患者和照顾者进行静脉治疗、导管使用及维护等相关知识的教育。	2	未做到扣1~2分
操作要求（70）	基本原则（5）	1. 所有操作应执行查对制度并对患者进行两种以上的身份识别，询问过敏史。	1	1项未做到扣1分
		2. 静脉导管穿刺和维护应遵循无菌技术操作原则。	1	
		3. 操作前后应执行WS/T 313规定，不应以戴手套取代手卫生。	1	
		4. 穿刺及维护时应选择合格的皮肤消毒剂，优先使用含>0.5%氯己定的乙醇溶液进行皮肤消毒。如果患者禁忌使用乙醇氯己定溶液，也可以使用碘酒、碘伏（聚维酮碘）或75%的乙醇。	1	
		5. 消毒时应以穿刺点为中心用力擦拭，至少消毒2遍或遵循消毒剂使用说明书，待自然干燥后方可穿刺。	1	
	操作前要求（5）	1. 腐蚀性药物不应使用一次性静脉输液钢针。	2	未做到扣1~2分
		2. PICC不应用于高压注射泵注射造影剂和血流动力学监测（耐高压导管除外）。	1	未做到扣1分
		3. CVC不应用于高压注射泵注射造影剂。	1	
		4. PORT不应使用高压注射泵注射造影剂（耐高压导管除外）。	1	

项目			指引标准	分值	扣分标准
穿刺要求（10）	PVC穿刺要求（5）		1. 选择透明或纱布类无菌敷料固定穿刺针，敷料外应注明日期、护士签名。		以《2020年护理质量标准》中"外周静脉留置针管理目标与考核标准"的分值为准
			2. 接受乳房根治术和腋下淋巴结清扫术的患者应选健侧肢体进行穿刺，有血栓史和血管手术史的静脉不应进行置管。	2	未做到扣1~2分
			3. 外周静脉留置针穿刺处的皮肤消毒范围直径应≥8cm，应待消毒液自然干燥后再进行穿刺。		以《2020年护理质量标准》中"外周静脉留置针管理目标与考核标准"的分值为准
			4. 一次性静脉输液钢针穿刺处的皮肤消毒范围直径应≥5 cm。	2	未做到扣1~2分
			5. 应告知患者穿刺部位出现肿胀、疼痛等异常不适时，及时告知医务人员。	1	未做到扣1分
	PICC穿刺要求（5）		1. 抽回血，确认导管位于静脉内，冲封管后应选择透明或纱布类无菌敷料固定导管，敷料外应注明置管及维护日期、导管置入及外露长度、臂围，护士签名。	2	未做到扣1~2分
			2. 应观察导管刻度、敷料更换日期，测量双侧上臂臂围并与置管前对照。	2	未做到扣1~2分
			3. 有血栓史、血管手术史的静脉不应进行置管。	1	未做到扣1分

项目			指引标准	分值	扣分标准
操作要求（70）	应用要求（10）	静脉注射应用要求（2）	1. 应根据药物及病情选择适当推注速度，注射过程中，应注意患者的用药反应。	1	1项未做到扣1分
			2. 推注刺激性、腐蚀性药物过程中，应注意观察回血情况，确保导管在静脉管腔内。	1	
		静脉输液应用要求（3）	1. 应根据医嘱、药物性质及病情调节滴速。	1	1项未做到扣1分
			2. 输液过程中，应定时巡视，观察患者有无输液反应，穿刺部位有无红、肿、热、痛、渗出等表现。	1	
			3. 输入刺激性、腐蚀性药物过程中，应注意观察回血情况，确保导管在静脉内。	1	
		PN应用要求（5）	1. 配好的PN标签上应注明科室、病案号、床号、姓名、药物的名称、剂量、配制日期和时间。	1	1项未做到扣0.5~2分
			2. PN应存放在4℃冰箱内的，使用前应复温后再输注。应使用单独输液器匀速输注。	1	
			3. 输注前应检查有无悬浮物或沉淀，并注明开始输注的日期及时间。在输注的PN中不应添加任何药物。	1	
			4. 单独输注脂肪乳剂时，输注时间应严格遵照药物说明书。应注意观察患者对PN的反应，及时处理并发症并记录。	2	
	静脉导管的维护要求（10）	冲管及封管要求（5）	1. 连接PORT时应使用专用的无损伤针穿刺，持续输液时无损伤针应每7天更换1次。	1	1项未做到扣1分
			2. PORT在治疗间歇期应至少每4周维护1次。PICC、CVC导管在治疗间歇期间应至少每周维护1次。	1	

项目		指引标准	分值	扣分标准
		3. PICC、CVC、PORT 的冲管和封管应使用 10 mL 以上注射器或一次性专用冲洗装置。	1	未做到扣 1 分
		4. 输液完毕应用导管容积加延长管容积 2 倍的生理盐水或肝素盐水正压封管。	1	
		5. 冲管如果遇到阻力或者抽吸无回血，应进一步确定导管的通畅性，不应强行冲洗导管。	1	
	敷料的更换要求（5）	1. 应每日观察穿刺点及周围皮肤的完整性。	2	未做到扣 2 分
		2. 无菌透明敷料应至少每 7 天更换 1 次，无菌纱布敷料应至少每 2 天更换 1 次；若穿刺部位发生渗液、渗血时应及时更换敷料。	2	未做到扣 1~2 分
		3. 穿刺部位的敷料发生松动、污染等完整性受损时应立即更换。	1	未做到扣 1 分
	输液（血）器及输液附加装置的使用要求（10）	1. 输注药品说明书所规定的避光药物时，应使用避光输液器。	2	未做到扣 2 分
		2. 使用输血器时，输血前后应用无菌生理盐水冲洗输血管道；连续 输入不同供血者的血液时，应在前一袋血输尽后，用无菌生理盐水冲洗输血器，再接下一袋血继续输注。在完成每个单位输血或每隔 4 小时更换输血装置。	3	未做到扣 3 分
		3. 输液附加装置包括三通、延长管、肝素帽、无针接头、过滤器等，应尽可能减少输液附加装置的使用。	2	未做到扣 1~2 分
		4. 经输液接头（或接口）进行输液及推注药液前，应使用消毒剂用力擦拭各种接口（或接头）的横切面及外围。	3	未做到扣 3 分

项目		指引标准	分值	扣分标准
	输液（血）器及输液附加装置的更换要求（10）	1. 输液器应每24小时更换1次，如怀疑被污染或完整性受到破坏时，应立即更换。	2	未做到扣1~2分
		2. 输液附加装置应和输液装置一并更换，在不使用时应保持密闭状态，其中任何一部分的完整性受损时都应及时更换。	3	未做到扣1~3分
		3. PICC、CVC、PORT附加的肝素帽或无针接头应至少每7天更换1次；肝素帽或无针接头内有血液残留、完整性受损或取下后，应立即更换。	5	未做到扣1~5分
	导管的拔除要求（10）	1. 留置针外周导管或中等长度导管拔除：若不再属于护理计划的一部分，或已有24小时或更长时间未用过，应拔除。		
		2. 当临床有适应证时，基于穿刺部位评估和/或全身并发症的临床症状和体征，拔除儿科和成年患者的外周静脉留置针和中等长度导管。	2	未做到扣1~2分
		3. 应监测静脉导管穿刺部位，并根据患者病情、导管类型、留置时间、并发症等因素进行评估，尽早拔除，拔管应由医护人员操作。	4	未做到扣1~4分
		4. 静脉导管拔除后应检查导管的完整性，PICC、CVC、PORT还应保持穿刺点24小时密闭性。	4	未做到扣1~4分
静脉治疗相关并发症处理要求（20）	静脉炎处理要求（4）	1. 发现患者有静脉炎发生，应拔除PVC，及时通知医师，给予对症处理。	1	未做到扣1分
		2. 将患肢抬高、制动，避免受压。必要时，应停止在患肢静脉输液。	2	未做到扣1~2分
		3. 应观察局部及全身情况的变化并记录。	1	未做到扣1分

项目	指引标准	分值	扣分标准
药物渗出与药物外渗处理要求（3）	应立即停止在原部位输液，抬高患肢，及时通知医师，给予对症处理。观察渗出或外渗区域的皮肤颜色、温度、感觉等变化及关节活动和患肢远端血运情况并记录。	3	未做到扣1~3分
导管相关性静脉血栓形成处理要求（3）	1. 可疑导管相关性静脉血栓形成时，应抬高患肢并制动，不应热敷、按摩、压迫，立即通知医师对症处理并记录。 2. 应观察置管侧肢体、肩部、颈部及胸部肿胀、疼痛、皮肤温度及颜色、出血倾向及功能活动情况。	2 1	未做到扣1~2分 未做到扣1分
导管堵塞处理要求（3）	1. 静脉导管堵塞时，应分析堵塞原因，不应强行推注生理盐水。 2. 确认导管堵塞时，PVC应立即拔除，PICC、CVC、PORT应遵医嘱及时处理并记录。	2 1	未做到扣2分 未做到扣1分
导管相关性血流感染处理要求（3）	可疑导管相关性血流感染时，应立即停止输液，拔除PVC，暂时保留PICC、CVC、PORT，遵医嘱给予抽取血培养等处理并记录。	3	未做到扣1~3分
输液反应（4）	1. 发生输液反应时，应停止输液，更换药液及输液器，通知医师，给予对症处理，并保留原有药液及输液器。	2	未做到扣1~2分

项目		指引标准	分值	扣分标准
		2.应密切观察病情变化并记录。	2	未做到扣2分
职业防护（5）	抗肿瘤药物防护（5）	1.配置抗肿瘤药物的区域应为相对独立的空间。	1	未做到扣1分
		2.将所有污染的物品，包括针头、空瓶/注射器/溶液容器、给药组件、手套，丢弃在一个标记为细胞毒性废弃物的密封、防渗漏袋子或利器盒内。	1	未做到扣1分
		3.配抗肿瘤药物时操作者应戴双层手套（内层为PVC手套，外层为乳胶手套）、一次性口罩；配药操作台面应垫以防渗透吸水垫，污染或操作结束时应及时更换。	1	未做到扣1分
		4.抗肿瘤药物外溢时应立即标明污染范围，粉剂药物外溢应使用湿纱布垫擦拭，水剂药物外溅应使用吸水纱布垫吸附，污染表面应使用清水清洗；如药液不慎溅在皮肤或眼睛内，应立即用清水反复冲洗。	3	未做到扣3分

动静脉瘘护理的管理工作指引（100）

项目		指引标准	分值	扣分标准
护理管理（5分）		有围手术期护理常规、评估制度与处置流程。	5	1项不符合要求扣相应分值
术前护理（35分）	护理评估（10分）	1.评估患者的一般情况。	1	1项不符合要求扣相应分值
		2.评估患者重要脏器功能情况，如心、肝、肺、肾等重要脏器功能和出凝血机制等。	2	
		3.评估患者动静脉瘘侧皮肤有无破损，静脉穿刺抽血和输液。	2	

续表

项目		指引标准	分值	扣分标准
		4. 评估患者的心理状况及导致患者紧张的因素。	2	
		5. 评估制作通路的血管状况及相应的检查，需要吻合静脉的走形、内径和通畅情况。	3	
	护理措施（25分）	1. 心理护理：做好患者心理护理，改善不良情绪。	2	1项不符合要求扣相应分值
		2. 休息：告知患者术前充分休息对术后康复的重要性，必要时使用镇静安眠药。	2	
		3. 皮肤准备：术前做好术区皮肤清洁并备皮。	3	
		4. 遵医嘱完善术前的超声检查并准确了解血管的走形。	3	
		5. 术前1日佩戴腕带，并由手术医生为患者手术部位做标记。	5	
		6. 术日准备：准确监测生命体征并绘制在体温单上，将病例、术中用药等术中物品备齐；填写手术患者交接记录单。	5	
			5	
		7. 若患者发热等各种检查出现异常时，应及时通知主治医生或晨会交班。		
术后护理（60分）	术后交接（10分）	1. 患者的麻醉种类、手术方式、皮肤完整性、输液输血情况及引流管安置的部位。	2	1项不符合要求扣相应分值
		2. 患者的生命体征。	1	
		3. 患者手术切口、引流及标识情况，如伤口有无渗血、渗液。	2	
			1	
		4. 患者手术后的心理状况。	2	
		5. 患者的疼痛程度。	2	
		6. 患者皮肤受压情况。		
	护理措施（50分）	1. 认真落实不同麻醉方式的护理常规。	2	1项不符合要求扣相应分值
		2. 密切观察切口敷料渗血及渗液情况。	2	
		3. 术后嘱患者抬高术侧上肢30°。	3	
		4. 术后多次观察静脉能否触到震颤，听到吹风样血管杂音。	5	
		5. 术后告知患者的身体姿势及袖口松紧，避免内瘘侧肢体受压。	2	
		6. 术后始终避免在内瘘侧肢体输液、输血及抽血化验。	5	

项目		指引标准	分值	扣分标准
		7. 术后2周内避免在术侧肢体缠止血带和测量血压，术后2周可以在内瘘侧肢体测量血压。但禁止在术侧长时间捆袖带进行血压监测。	5	
		8. 内瘘成形术后24小时后手部可适当做握拳动作及腕关节运动。	5	
		9. 术后1周切口伤口无渗血、无感染、愈合好的情况下，每天用术侧手捏橡皮球或橡皮圈数次，每次3~5分钟；术后2周术侧手做握拳或握球锻炼，每次1~2分钟，每天重复10~20次。	5	
		10. 密切观察患者的生命体征、末梢血运及皮肤颜色和温度、湿度。	4	
		11. 做好术后发热、切口疼痛等不适的观察与护理。	4	
		12. 做好术后出血、切口感染、血栓形成、动脉瘤等常见并发症的预防和护理。	4	
		13. 准确及时客观真实记录患者术后病情。	2	
		14. 内瘘成形至少需要1个月。一般在内瘘术后2~3个月开始使用。	2	
	护理评估	落实护理评估标准要求。		落实护理评估考核标准要求

腹膜透析管护理的管理工作指引（100）

项目			指引标准	分值	扣分标准
术前护理（30分）	护理评估（10分）		1. 评估患者的一般情况。	1	1项不符合要求扣相应分值
			2. 评估患者重要脏器功能情况，如心、肝、肺、肾等重要脏器功能和出凝血机制等。	2	
			3. 评估患者既往身体情况，如有无高血压，糖尿病，心脏病。	2	
			4. 评估患者腹部情况，尤其是既往腹部手术情况。	2	

续表

项目		指引标准	分值	扣分标准
		5. 评估患者的认知情况及心理状况和导致患者紧张的因素。	2	
		6. 评估患者的病情、主要症状及体征。	1	
	护理措施（20分）	1. 心理护理：做好患者心理护理，改善不良情绪。	1	1 项 不 符 合 要 求 扣 相 应 分值
		2. 休息：告知患者术前充分休息对术后康复的重要性，必要时使用镇静安眠药。	1	
		3. 皮肤准备：术前做好术区皮肤清洁并备皮。	3	
		4. 药物过敏试验：术前1日遵医嘱进行抗生素药物过敏试验。	2	
		5. 如采用全麻或硬膜外麻醉，术前需禁食8小时。	1	
		6. 术前1日佩戴腕带，并由手术医生根据体表定位法为患者标记皮肤切口及导管出口位置。	2	
		7. 准备腹膜透析导管。通常根据患者身高、腹腔容积大小选择不同规格的腹膜透析导管。	3	
		8. 术日准备：准确监测生命体征并绘制在体温单上，将病例、术中用药等术中物品备齐；入手术室前嘱患者排空膀胱，填写手术患者交接记录单。	3	
		9. 术前1小时预防性使用抗生素，精神过度紧张着酌情使用镇静药。	3	
		10. 若患者发热等各种检查出现异常时，应及时通知主治医生或晨会交班。	1	
术后护理（70分）	术后交接（10分）	1. 患者的麻醉种类、手术方式、皮肤完整性、输液输血情况及引流管安置的部位。	2	1 项 不 符 合 要 求 扣 相 应 分值
		2. 患者的生命体征。	1	
		3. 患者手术切口、引流及标识情况，如伤口有无渗血、渗液。	2	
		4. 患者手术后的心理状况。	1	
		5. 患者的疼痛程度。	2	
		6. 患者皮肤受压情况。	2	
	护理措施（60分）	**常规护理** 1. 认真落实不同麻醉方式的护理常规。	2	
		2. 密切观察切口敷料渗血及渗液的情况。	2	

项目		指引标准	分值	扣分标准
术后护理（70分）	护理措施（60分）	3. 术后卧床期间给予易于消化、富含粗纤维的软食，下床活动后过渡到正常饮食。	1	1项不符合要求扣相应分值
		4. 根据医嘱或病情，做好患者的活动指导，病情稳定者建议术后第2天下床活动。	2	
		5. 妥善固定腹膜透析管，避免过度牵拉，避免腰带或纽扣直接接触短管。	2	
		6. 密切监测患者的生命体征、体重、尿量。	1	
		7. 心理护理：关心患者的精神状态和诉说，与患者建立良好的合作关系，树立对腹膜透析的治疗信心，主动配合。	1	
		8. 观察透析液灌入和排出情况，透析液进出是否通畅，透析液的颜色、性质、量。	2	
		9. 加强患者自我保护的能力，保持自身的清洁卫生。	2	
		10. 做好术后发热、切口疼痛、恶心、呕吐等常见不适的观察与护理。	1	
		11. 做好术后出血、腹膜炎出口处感染，透析管引流不畅、透析液外漏、透析液引流过程腹痛等常见并发症的预防及护理。	1	
		12. 准确及时客观真实记录患者术后病情。	3	
		切口处护理 换药 1. 换药由专业医护人员进行。	1	
		2. 换药前物品准备：口罩，帽子，无菌手套、一次性无菌换药包（内包含无菌纱布，无菌镊）、胶布。	1	
		3. 换药频率：置管后无感染者，至少1周换药1次，特殊情况酌情调整。	1	
		4. 换药程序 （1）环境准备：换药尽量在换药室进行，关闭门窗和风扇，换药前30分钟避免清扫房间，减少走动，保持换药环境干燥清洁。	1	
		（2）操作者准备：洗手，戴口罩，帽子。	1	
		（3）体位：患者取仰卧位。	1	

项目		指引标准	分值	扣分标准
术后护理（70分）	护理措施（60分）	（4）查对：两种及以上信息点核对患者身份。	1	1项不符合要求扣相应分
		（5）准备生理盐水，用砂轮划生理盐水玻璃瓶安剖瓶颈并用乙醇消毒瓶颈2次，将安瓿掰开备用。	1 2	
		（6）打开换药包		
		（7）取下旧纱布，外层纱布直接取下，靠近伤口的纱布用无菌镊取下，如纱布与切口上的痂皮粘连在一起，不可使劲牵拉，用无菌棉签蘸生理盐水浸湿纱布，然后取下纱布。	2	
		（8）评估切口：查看伤口有无干燥、红肿、脓性分泌物。	2	
		（9）再次洗手，戴手套。	1	
		（10）消毒切口皮肤：消毒面积10 cm×10 cm，用无菌镊子取碘伏棉球以切口为中心，由里向外擦拭皮肤，切不可重复擦，然后待干。	2	
		（11）覆盖新的无菌敷料覆盖切口。	1	
		（12）记录换药时间及换药情况。	1	
		出口处护理 换药		
		1. 住院期间换药由专业医护人员进行，出院后由患者本人或家属进行。	1	
		2. 换药前物品准备：口罩，帽子，无菌手套，无菌棉签，无菌纱布、消毒液（不含乙醇的碘液、75%乙醇）生理盐水、砂轮、胶布。	3	
		3. 换药程序：		
		（1）环境准备：换药尽量在换药室进行，关闭门窗和风扇，换药前30分钟避免清扫房间，减少走动，保持换药环境干燥清洁。	1	
		（2）操作者准备：洗手、戴口罩、帽子。	1	
		（3）体位：他人换药患者取仰卧位，自己换药则取坐位。	1	
		（4）查对：两种及以上信息点核对患者身份。	1	
		（5）准备生理盐水，用砂轮划生理盐水玻璃瓶安瓿瓶颈并用乙醇消毒瓶颈2次，将安剖掰开备用。	1	

项目		指引标准	分值	扣分标准
术后护理（70分）	护理措施（60分）	（6）直接取下旧纱布，如纱布与切口上的痂皮粘连在一起，不可使劲牵拉，用无菌棉签蘸生理盐水浸湿纱布，然后取下纱布。	2	1项不符合要求扣相应分值
		（7）评估切口：查看伤口有无干燥、红肿、无脓性分泌物。	1	
		（8）再次洗手，戴手套。	1	
		（9）消毒切口皮肤：用无菌棉签蘸生理盐水一出口处为中心擦洗，范围1 cm，1次使用1支棉签，如有结痂，应用生理盐水将其软化，之后用棉签轻轻剥掉。然后蘸不含乙醇的碘制剂消毒1 cm以外皮肤，由里向外环形擦洗，范围为4 cm，1次使用1支棉签，然后待干。	2	
		（10）覆盖新的无菌敷料覆盖切口。	1	
		（11）取1条纸胶带面向上，交叉反折固定在无菌敷料上，另2条距出口5 cm处固定导管。	2	
		（12）妥善固定外接短管，固定时顺着腹膜透析导管和外接短管的自然走势，不要扭曲、压折。	2	
		（13）记录换药时间及换药情况。	1	

输液管理工作指引（100分）

项目	指引标准	分值	扣分标准
仪表（2）	仪表端庄、服装整洁、符合职业要求。	2	未做到扣除相应分值
医嘱签收（8）	1. 及时签收医嘱，打印输液单。	2	1项未做到扣除相应分值
	2. 医嘱规范，药名、剂量、浓度、用法正确。	2	
	3. 严格进行医嘱查对，双人核对并签名，有疑问及时与主管医生沟通。	3	
	4. 打印后的输液单，一联放于治疗室内，另一联悬挂于患者床尾，便于核对。	1	

项目	指引标准	分值	扣分标准
药液配置（20）	1. 严格执行无菌技术操作规程及配药操作流程。	2	1项未做到扣除相应分值
	2. 认真检查液体和药品的质量及有效期。	2	
	3. 按药品使用说明书、医嘱要求准确配制液体，有专用溶媒的药物须使用专用溶媒配制。	2	
	4. 多种药物配制时注意配伍禁忌，先加入浓度最大或最易溶解的药物，最后加入有颜色的药物。	2	
	5. 配置时防止药液喷溅，渗漏。	2	
	6. 抗生素必须做到现配现用，并注明药名、剂量、配置日期、时间及签名。	2	
	7. 配置好的药液放置时间不得超过2小时。	2	
	8. 溶媒须注明开启日期及时间，开启后的溶媒不得超过24小时。	2	
	9. 配液所用注射器做到"一用一弃"，污染或疑似污染的液体、药品应丢弃。	2	
	10. 如为配液中心配置的液体，需做好交接，核对无误。	2	
用物准备（10）	1. 上层：治疗盘、乙醇（注明开启时间）、碘伏（注明开启时间）、棉签（注明开启时间）、弯盘、止血带、治疗巾、输液器、输液贴、必要时备留置针、一次性贴膜、预充式封管液、留置针固定器、胶布等。	3	用物缺一项扣0.5分 摆放不合理扣2分
	2. 下层：感染性医疗废物桶、生活垃圾桶、利器盒、止血带回收盒。	3	
	3. 侧面：速干手消毒剂。	1	
	4. 注意：所有用物均需符合规范，在有效期范围内；无菌/清洁物品与污染物品分开放置，摆放有序、合理。	3	
更换液体（15）	1. 严格查对，确保患者、药物、浓度、剂量及有效期准确无误。	2	1项未做到扣除相应分值
	2. 合理安排输液步骤。	2	
	3. 用药时间、频次与医嘱一致。	2	
	4. 严禁同时将2袋液体挂于患者输液架，严禁患者及家属自行更换液体。	3	
	5. 瓶口有效消毒（乙醇）两次。	2	
	6. 按医嘱要求准确调节滴速。	2	
	7. 打钩签字，字迹清晰可辨，时间真实准确。	2	

续表

项目	指引标准	分值	扣分标准
操作要点（35）	1. 操作前进行有效洗手。	2	1项未做到扣除相应分值
	2. 核对患者（两个及以上信息点核对患者身份），进行反向查对，清醒患者应自述。	3	
	3. 告知：使用血管通路装置的目的、输注药物的主要作用及常见不良反应。	2	
	4. 皮肤消毒（碘伏）：有效消毒2次，消毒面积大于5 cm×5 cm 或 8 cm×8 cm（留置针）。	2	
	5. 对光检查输液装置，确保无气泡，各连接部位衔接紧密。	2	
	6. 排尽空气。	2	
	7. 规范穿刺。	2	
	8. 有效固定。	2	
	9. 滴速调节：看表调滴速，方法正确，滴速符合医嘱要求。	2	
	10. 患者宣教：①不可以随意调节滴速；②输液部位勿沾水；③输液期间，穿刺侧肢体可以进行适当活动，但应避免剧烈运动或长时间下垂；④有任何不适及时反应；⑤用药期间注意事项宣教。	5	
	11. 用药观察：用药期间加强巡视，特殊药物更需密切观察患者的用药反应，及时评价用药效果。	3	
	12. 冲封管：方法正确，手法规范。	3	
	13. 拔针：拔针后必须确认导管的完整性，必要时与同品牌同型号的留置针进行对比。	2	
	14. 按压：顺血管走行按压至不出血。	1	
操作后处理（10）	1. 确认所有液体输注完毕后拔针。	2	1项未做到扣除相应分值
	2. 观察患者用药后的反应，及时评价用药效果，并告知患者用药后的注意事项。	3	
	3. 回收输液单，与治疗室的输液单一起存放，保存3个月。	1	
	4. 按《医疗废物管理条例》《消毒技术规范》对用物做相应处理。	2	
	5. 有效洗手。	2	

输液港管理工作指引（100 分）

项目	指引标准	分值	扣分标准
管道的基础护理（66 分）	**穿刺的要求** 1. 操作应规范执行手卫生。	2	1 项不符合要求扣相应分值
	2. 检查穿刺部位有无红肿、压痛、皮疹、渗出，保持局部皮肤清洁。	1	
	3. 准备用物，戴无菌手套，生理盐水冲洗输液接头无损伤针，排气。10 mL 以上注射器抽生理盐水备用。	3	
	4. 皮肤消毒：用 75% 乙醇以输液港为中心，由内向外顺时针—逆时针—顺时针螺旋消毒 3 次，待干；碘伏消毒重复以上步骤，完全待干，消毒面积 20 cm×20 cm（大于贴膜面积）。	7	
	5. 更换无菌手套，铺无菌洞巾，触诊定位穿刺隔，一手找到输液港注射座的位置，拇指与示指、中指呈三角形，将输液港注射座拱起；另一手持无损伤针垂直刺入穿刺隔（不要过度绷紧皮肤，尽量避开前次穿刺针眼），直达储液槽底部。动作轻柔，有落空感即可，回抽血液 5 mL 弃去，确认针头位置无误，更换另一个注射器，脉冲式冲洗导管，连接输液接头备用。	7	
	6. 在无损伤针翼下垫无菌纱布，防止皮肤压痕及穿刺针移动。透明敷料中央正对穿刺点，无张力粘贴固定无损伤针。	3	
	7. 导管标识注明穿刺日期、时间及操作者签名。	1	
	冲封管的要求 1. 输液前，作为评估导管功能和预防并发症的一个步骤，应该冲洗和抽吸血管通路装置。	1	
	2. 输液港的冲管和封管应使用 10 mL 以上注射器或一次性专用冲洗装置。	2	
	3. 冲管如果遇到阻力或者抽吸无回血，应进一步确定导管的通畅性，不应强行冲洗导管。输血、输脂肪乳等高黏滞性药物后立即用 10 mL 以上注射器抽生理盐水脉冲式冲管后再连接其他液体进行输注。	2	

项目	指引标准	分值	扣分标准
	4. 输液完毕，应使用 10 mL 以上注射器抽生理盐水或一次性专用冲洗装置冲洗导管、正压封管。封管液浓度为 100 U/mL 肝素盐水，封管量应以导管容积加延长管容积 2 倍的肝素盐水。	3	
	5. 连续输液时每 8 小时冲洗导管一次；治疗间歇期每 4 周冲洗导管 1 次，对于双腔导管需要分别冲洗每个管腔。	3	
	输液附加装置的使用及更换要求：		
	1. 经无针接头进行输液、推注药液前，应使用消毒剂用力擦拭无针接头的横切面及外围。	3	
	2. 输液附加装置在不使用时应保持密闭状态，完整性受损时应及时更换。更换频率：每 7 天更换 1 次；接头发生损坏或断开时；经接头采集血标本后；接头内有血液残留时应立即更换。	3	1 项不符合要求扣相应分值
	3. 以低于插针水平位置更换肝素帽。	1	
	4. 无损伤针仅可使用 7 天，如 7 天后继续使用，应更换无损伤针重新穿刺。无损伤针拔除：垂直向上拔出针头，无菌棉棒按压针眼处 5 分钟，局部覆盖无菌敷料，24～48 小时后去除，2～3 天后方可沐浴，沐浴时局部可以用透明敷料保护穿刺部位，避免直接用水冲洗，以免感染。	5	
	敷料更换的要求		
	1. 应每日观察穿刺点及周围皮肤的完整性。敷料更换目的：保护无损伤针，避免脱出；保护穿刺点，避免污染，以防感染。	1	
	2. 更换频率：持续输液时无损伤针及无菌透明敷料每 7 天更换一次。如穿刺部位发生渗液或渗血、敷料松动、污染时，应随时更换。患者对无菌透明敷料过敏、出汗较多者，如使用无菌纱布敷料，应 48 小时更换 1 次。	6	
	3. 严格掌握无菌操作技术原则；"零"角度撕开贴膜，以输液港为中心，用 75% 乙醇由内向外顺时针—逆时针—顺时针螺旋消毒 3 次，待干；碘伏消毒重复以上步骤，完全待干，消毒面积 20 cm×20 cm（大于贴膜面积）。透明敷料中央正对穿刺点，无张力粘贴固定无损伤针；注明更换贴膜的日期和时间。	6	

项目	指引标准		分值	扣分标准
	输液港拔除要求 1. 应监测输液港的穿刺部位，根据病情、留置时间、并发症等因素进行评估，拔管应由培训合格的医生操作，向患者解释操作目的。 2. 输液港拔除后应检查导管的完整性。		3 3	
管道固定（5分）	用无菌纱布垫在无损伤针针尾下方，可根据实际情况确定纱布的厚度，用透明贴膜固定无损伤针，防止发生脱位。		5	1项不符合要求扣相应分值
标识要求（3分）	1. 标签书写规范：需注明输液港置入日期、维护日期、操作者姓名。 2. 标签粘贴规范：粘贴于敷料下缘。		2 1	1项不符合要求扣相应分值
观察内容（10分）	1. 观察输液港植入侧肩部、颈部及同侧上肢是否出现水肿，询问患者有无肢体麻木、疼痛等症状。 2. 观察输液港植入侧胸部及注射座周围皮肤有无肿胀、渗血、血肿、感染、破溃、过敏等症状。 3. 触摸注射座的位置，如发现异常，可能发生注射座翻转，请勿随意调整，及时通知医生处理。 4. 询问患者有无发冷、寒战等不适。 5. 观察液体输注情况，如出现输液速度减慢及需变换体位方可顺利输注等现象，应行X线检查，确定有无导管夹闭综合征的发生，以便及早处理。		2 2 2 1 3	1项不符合要求扣相应分值
健康教育（16分）	置管前（5分）	1. 向患者及家属说明置管的目的和意义。 2. 告知患者操作过程需要配合的相关注意事项。 3. 讲解输液港相关知识，如适应证、禁忌证、优缺点、费用等，还应包括输液港置入过程、日常维护及可能出现的并发症，并签署知情同意书。 4. 介绍输液港使用过的患者，让他们相互沟通，消除紧张和顾虑。 5. 讲解术中注意事项，告知患者穿刺过程中放松双肩，避免咳嗽、说话，置港侧上肢制动。	1 1 1 1 1	1项不符合要求扣相应分值

项目	指引标准	分值	扣分标准
置管后（11分）	1. 告知导管维护的目的、意义。	1	
	2. 术毕观察患者生命体征，注射座植入处有无渗血、渗液及血肿，询问患者有无胸闷、肢体麻木和疼痛等不适，如有异常及时与医务人员联系。	2	
	3. 嘱患者24小时内，置港侧上肢减少活动，注意不要挤压、撞击注射座，保持注射座植入部位及穿刺处皮肤的干燥、清洁，避免注射座受到过度摩擦。	2	
	4. 可为患者提供《输液港置入患者手册》，使其了解静脉输液港基本知识、使用和维护步骤以及注意事项等。	1	
	5. 告知患者用药结束出院前，一定要拔除无损伤针，置港处未拆线前注意观察伤口情况，遵医嘱每3天换药1次，置港处伤口愈合，拆线后方可洗澡，沐浴时注射座周围皮肤不可用力搓擦。	2	
	6. 保持穿刺部位干燥，如发现贴膜卷边松动、渗血渗液、导管回血及时告知护士更换。	2	
	7. 不能用于高压注射泵推注造影剂。	1	

PICC 管理工作指引（100分）

项目	指引标准	分值	扣分标准
管道的基础护理（53分）	穿刺的要求： 1. 操作应规范执行手卫生。	1	1项不符合要求扣相应分值
	2. 经输液接头（或接口）进行输液、注射药液前，应使用消毒剂用力擦拭无针接头的横切面及外围。	3	
	3. 抽回血至透明延长管即可，确认导管位于静脉内，进行冲管。	1	

续表

项目	指引标准	分值	扣分标准
	4. 应根据医嘱、药物性质及病情调节滴速，输入刺激性、腐蚀性药物过程中，应注意观察回血情况，确保导管在静脉内。	1	
	5. 静脉注射时应根据医嘱、药物性质及病情选择适当推注速度，注射刺激性、腐蚀性药物过程中，应注意观察回血情况，确保导管在静脉内，注射过程中，应注意观察患者的用药反应。	1	
	冲封管的要求：		
	1. 在每一次输液之前，作为评估导管功能和预防并发症的一个步骤，应该冲洗和抽吸血管通路装置。	5	
	2. PICC 的冲管和封管应使用 10 mL 以上注射器或一次性专用冲洗装置。	3	
	3. 冲管如果遇到阻力或者抽吸无回血，应进一步确定导管的通畅性，不应强行冲洗导管。输血、输脂肪乳等高黏滞性药物后立即用 10 mL 以上注射器抽生理盐水脉冲式冲管后再连接其他液体进行输注。输注高黏滞性药物（如：静脉高营养液、血液等）至少每 4 小时 10 mL 以上注射器抽生理盐水脉冲式冲管 1 次。	3	1 项 不 符 合要求扣 相应分值
	4. 输液完毕使用 10 mL 以上注射器抽生理盐水或一次性专用冲洗装置进行冲管，应用导管容积加延长管容积 2 倍的生理盐水或肝素盐水正压封管。	3	
	输液附加装置的使用及更换要求：		
	1. 输液附加装置在不使用时应保持密闭状态，完整性受损时应及时更换。	2	
	2. PICC 附加的肝素帽或接头应至少每 7 天更换 1 次，肝素帽或接头内有血液残留、完整性受损或取下后，应立即更换。	3	
	敷料更换的要求：		
	1. 应每日观察穿刺点及周围皮肤的完整性。	5	
	2. 应观察导管刻度、敷料更换日期，测量双侧上臂臂围，并与置管前对照。	2	
	3. 无菌透明敷料应至少每 7 天更换 1 次，无菌纱布敷料应至少每 2 天更换 1 次；若穿刺部位发生渗液、渗血时应及时更换敷料；穿刺部位的敷料发生松动、污染等完整性受损时应立即更换。	4	

项目	指引标准	分值	扣分标准
	4. 消毒：左手持纱布覆盖在输液接头上提起导管，右手持乙醇棉棒，避开穿刺点直径 1 cm 处，由内向外按照顺时针—逆时针—顺时针螺旋消毒 3 次，消毒范围以穿刺点为中心直径 20 cm，待干。碘伏消毒：以穿刺点为中心，顺时针—逆时针—顺时针消毒导管（加连接器、可视窗中下 1/3）和皮肤 3 次，消毒面积等于或小于乙醇范围，完全待干。消毒过程不能牵拉导管，碘伏消毒时要翻转导管。	5	1 项不符合要求扣相应分值
	5. 完整记录 PICC 维护手册及科室维护登记表。	1	
	导管的拔除要求：		
	1. 应监测静脉导管穿刺部位，根据病情、导管类型、留置时间、并发症等因素进行评估，尽早拔除，拔管应由培训合格的医护人员操作。	5	
	2. 静脉导管拔除后应检查导管的完整性，还应保持穿刺点 24 小时密闭性。	5	
管道固定（5 分）	1. L 或 U 型摆放导管，使用 10 cm × 12 cm 透明无菌敷料或无菌纱布敷料以穿刺点为中心无张力粘贴，完全覆盖导管，贴膜下无气泡。胶带蝶型交叉固定，再横向固定。	3	1 项不符合要求扣相应分值
	2. 加用思乐扣固定时，无菌敷料要完全覆盖思乐扣。	2	
标识要求（3 分）	1. 标签书写规范：需注明导管置入时间、维护时间、内置长度、外露长度、臂围、操作者姓名。	2	1 项不符合要求扣相应分值
	2. 标签粘贴规范：粘贴于敷料下缘。	1	
观察内容（21 分）	1. 查看 PICC 维护手册及小标签内容；评估患者 PICC 置管侧肢体活动情况，有无疼痛、肿胀等；穿刺点及周围有无红肿、分泌物、过敏；导管外露刻度、有无打折、有无回血；贴膜有无松动、卷边等。	3	1 项不符合要求扣相应分值
	2. 如患者出现肢体肿胀、疼痛时测量双侧上臂臂围，并与置管前对照。	3	
	3. 输液过程中，应定时巡视，观察患者有无输液反应、导管情况，有无导管打折、输液不畅、液体外漏、外渗等表现。	2	
	4. 药物外漏、外渗处理：应立即停止在原部位输液，及时通知医师，给予对症处理，观察渗出或外渗区域的皮肤	4	

项目		指引标准	分值	扣分标准
		颜色、温度、感觉等变化。发现导管断裂，应立即处理并记录。		
		5. 导管相关性静脉血栓形成处理：应观察肢体有无肿胀、疼痛、皮肤温度及颜色、活动情况。可疑导管相关性静脉血栓形成时，不应热敷、按摩、压迫，立即通知医师对症处理并记录。	3	
		6. 导管堵塞处理：输液滴速减慢、无法抽吸回血、冲管有阻力，疑导管堵塞，应分析堵塞原因，不应强行推注生理盐水。确认导管堵塞时，应遵医嘱及时处理并记录。	3	
		7. 导管相关性血流感染处理：患者出现寒战、发热，体温≥38℃，低血压、穿刺点有分泌物等表现，除血管导管外没有其他感染源，可疑导管相关性血流感染，应立即停止输液，暂时保留 PICC，遵医嘱给予抽取血培养等处理并记录。	3	
健康教育（14分）	置管前（3分）	1. 向患者及家属说明置管的目的和意义。	1	1项不符合要求扣相应分值
		2. 告知患者操作过程需要配合的相关注意事项。	2	
	置管后（11分）	1. 告知导管维护的目的、意义。	1	
		2. 置管后局部压迫止血 20～30 分钟，置管当日注意观察有无渗血，如渗血浸湿敷料，告知护士及时更换。	1	
		3. 选择宽松、容易穿脱的衣服，穿衣服时先穿置管侧，脱衣服时先脱非置管侧，注意避免将 PICC 勾出或拔出。	1	
		4. 置管侧手臂日常活动不受影响，但不能负重（>5 kg），避免挂拐杖、托举动作、引体向上、肘关节的剧烈活动等。	1	
		5. 坚持规范的功能锻炼：可行握拳（每日用力握拳 >1 000 次）、旋腕运动、握捏握力器以促进上肢血液循环。	1	
		6. 睡觉时避免压迫穿刺肢体，不能在穿刺侧测血压。	1	
		7. 保持穿刺部位干燥，如发现贴膜卷边松动、渗血渗液、导管回血及时告知护士更换。	1	

项目	指引标准	分值	扣分标准
	8. 除耐高压导管外，禁止从 PICC 推注造影剂。	1	
	9. 观察针眼周围有无发红、肿胀、疼痛；置管侧手臂有无肿胀、疼痛，有异常及时联络医护人员。	1	
	10. 嘱儿童患者不要玩弄导管的体外部分，以免损伤或牵拉导管。	1	
	11. 不要使 PICC 导管接触锐利物品，如剪刀、刀具、金属类等，避免损伤导管，如发生导管断裂，应立即妥善固定尽快就医。	1	
防导管意外滑脱（4分）	1. 按要求进行防导管滑脱评估，高危者做好交接班。 2. 向患者及家属宣教防导管滑脱注意事项。 3. 悬挂防导管滑脱标识。 4. 护士掌握导管脱落应急预案及流程。	1 1 1 1	1 项不符合要求扣相应分值

CVC 管理工作指引（100 分）

项目	指引标准	分值	扣分标准
管道的基础护理（53分）	**穿刺的要求：** 1. 操作应规范执行手卫生。	1	1 项不符合要求扣相应分值
	2. 经输液接头（或接口）进行输液、注射药液前，应使用消毒剂用力擦拭无针接头的横切面及外围。	3	
	3. 抽回血至透明延长管即可，确认导管位于静脉内，进行冲管。	1	
	4. 应根据医嘱、药物性质及病情调节滴速，输入刺激性、腐蚀性药物过程中，应注意观察回血情况，确保导管在静脉内。	1	
	5. 静脉注射时应根据医嘱、药物性质及病情选择适当推注速度，注射刺激性、腐蚀性药物过程中，应注意观察回血情况，确保导管在静脉内，注射过程中，应注意观察患者的用药反应。	1	

项目	指引标准	分值	扣分标准
	冲封管的要求：		
	1. 在每一次输液之前，作为评估导管功能和预防并发症的一个步骤，应该冲洗和抽吸血管通路装置。	5	
	2. CVC 的冲管和封管使用 10 mL 以上注射器抽生理盐水或一次性专用冲洗装置。	3	
	3. 冲管如果遇到阻力或者抽吸无回血，应进一步确定导管的通畅性，不应强行冲洗导管。输血、输脂肪乳等高黏滞性药物后立即用 10 mL 以上注射器抽生理盐水脉冲式冲管后再连接其他液体进行输注。输注高黏滞性药物（如：静脉高营养液、血液等）至少每 4 小时用 10 mL 以上注射器抽生理盐水脉冲式冲管 1 次。	3	
	4. 输液完毕，使用 10 mL 以上注射器抽生理盐水或一次性专用冲洗装置进行冲管，应用导管容积加延长管容积 2 倍的生理盐水或肝素盐水正压封管。	3	
	输液附加装置的使用及更换要求：		
	1. 输液附加装置在不使用时应保持密闭状态，完整性受损时应及时更换。	2	1 项 不 符合要求扣相应分值
	2. CVC 附加的肝素帽或接头应至少每 7 天更换 1 次，肝素帽或接头内有血液残留、完整性受损或取下后，应立即更换。	3	
	敷料更换的要求：		
	1. 应每日观察穿刺点及周围皮肤的完整性。	5	
	2. 无菌透明敷料应至少每 7 天更换 1 次，无菌纱布敷料应至少每 2 天更换 1 次。		
	3. 若穿刺部位发生渗液、渗血时应及时更换敷料，穿刺部位的敷料发生松动、污染等完整性受损时应立即更换，做好维护记录。	3	
	4. 消毒：左手持纱布覆盖在输液接头上提起导管，右手持乙醇棉棒，避开穿刺点直径 1 cm 处，由内向外按照顺时针—逆时针—顺时针螺旋消毒 3 次，消毒范围以穿刺点为中心直径 20 cm，待干。碘伏消毒：以穿刺点为中心，顺时针—逆时针—顺时针消毒导管及皮肤 3 次，消毒面积等于或小于乙醇范围，完全待干。消毒过程不能牵拉导管。	4	

项目	指引标准	分值	扣分标准
	导管的拔除要求： 1. 应监测静脉导管穿刺部位，并根据病情、导管类型、留置时间、并发症等因素进行评估，尽早拔除，拔管应由医生操作。 2. 静脉导管拔除后应检查导管的完整性，还应保持穿刺点24小时密闭性。	5 5	1项不符合要求扣相应分值
管道 固定 （5分）	L或U型摆放导管，使用10 cm×12 cm透明无菌敷料或无菌纱布敷料以穿刺点为中心无张力粘贴，完全覆盖导管，贴膜下无气泡。胶带蝶型交叉固定，再横向固定。	5	1项不符合要求扣相应分值
标识 要求 （3分）	1. 标签书写规范：应注明置入日期、维护日期、护士签名。 2. 标签粘贴规范：粘贴于敷料下缘。	2 1	1项不符合要求扣相应分值
观察 内容 （21分）	1. 查看标识内容；评估患者CVC置管局部情况，有无疼痛、肿胀等；穿刺点及周围有无红肿、分泌物、过敏；导管有无打折、有无回血，导管小夹子功能情况；贴膜有无松动、卷边等。 2. 置管当日注意观察有无气短、胸部不适、局部渗血等，有异常及时通知医生处理并记录。 3. 输液过程中，应定时巡视，观察患者有无输液反应、导管情况，有无导管打折、输液不畅、液体外漏、外渗等表现。 4. 药物外漏、外渗处理：应立即停止在原部位输液，及时通知医师，给予对症处理，观察渗出或外渗区域的皮肤颜色、温度、感觉等变化。发现导管断裂，应立即处理并记录。 5. 可疑导管相关性静脉血栓形成时，不应热敷、按摩、压迫，立即通知医师对症处理并记录。 6. 导管相关性血流感染处理：患者出现寒战、发热，体温≥38℃，低血压、穿刺点有分泌物等表现，除血管导管外没有其他感染源，可疑导管相关性血流感染，应立即停止输液，暂时保留CVC，遵医嘱给予抽取血培养等处理并记录。	3 3 2 4 3 3	1项不符合要求扣除相应分值

项目		指引标准	分值	扣分标准
健康 教育 （14分）	置管前 （3分）	1. 向患者及家属说明置管的目的和意义。 2. 告知患者操作过程需要配合的相关注意事项。	1 2	1 项不符合要求扣相应分值
	置管后 （11分）	1. 告知导管维护的目的、意义。 2. 置管当日有无气短、胸部不适、局部渗血等，有异常及时告知医护人员。 3. 选择宽松、容易穿脱的衣服，注意避免将CVC 勾出或拔出。 4. 置管后日常活动不受影响，避免剧烈活动。 5. 保持穿刺部位干燥，如发现贴膜卷边松动、渗血、渗液、导管回血及时告知护士。 6. 观察穿刺点周围有无发红、肿胀、疼痛，有异常及时告知医护人员。 7. 不要使 CVC 导管接触锐利物品，如剪刀、刀具、金属类等，避免损伤导管，如发生导管断裂，应立即妥善固定尽快就医。	1 3 1 1 2 2 1	1 项不符合要求扣相应分值
防导管 意外 滑脱 （4分）		1. 按要求进行防导管滑脱评估，高危者做好交接班。 2. 向患者及家属宣教防导管滑脱注意事项。 3. 悬挂防导管滑脱标识。 4. 护士应掌握导管脱落的应急预案及流程。	1 1 1 1	1 项不符合要求扣相应分值

静脉采血管理工作指引（100分）

项目	指引标准	分值	扣分标准
仪表 （2）	仪表端庄、服装整洁、符合职业要求。	2	未做到扣相应分值
医嘱 签收 （5）	1. 及时签收医嘱，打印化验单、条形码。 2. 医嘱、化验单、条形码双人核对无误。 3. 及时通知执行护士。	1 3 1	1 项未做到扣相应分值

项目	指引标准	分值	扣分标准
	4. 急查血标本需在规定时间内执行；特殊化验需及时告知患者需配合的注意事项，提前做好宣教。	2	
采血前对患者的宣教（8）	1. 饮食（空腹要求） （1）患者在采血前不宜改变饮食习惯，24小时内不宜饮酒。 （2）空腹至少禁食8小时，以12~14小时为宜，不超过16小时。宜安排在上午7∶00~9∶00采血。空腹期间可少量饮水。 2. 运动和情绪：采血前24小时，患者不宜剧烈运动，采血当天患者宜避免情绪激动，采血前宜静息至少5分钟。若需运动后采血，则遵循医嘱，并告知检验人员。 3. 采血时间：根据检测项目要求在相应的时间进行采集。 4. 衣着：告知患者不宜穿着袖口紧的上衣，减少采血后出血和血肿的发生。	3 2 2 1	1项未做到扣相应分值
用物准备（5）	1. 上层：治疗盘、乙醇（注明开启时间）、碘伏（注明开启时间）、棉签（注明开启时间）、弯盘、止血带、治疗巾、真空采血管（培养瓶）、化验单、采血针、备用采血管、必要时备注射器、试管架、小枕或其他所需用物。 2. 下层：感染性医疗废物桶、生活垃圾桶、利器盒、止血带回收盒。 3. 侧面：速干手消毒剂 4. 注意：所有用物均需符合规范，在有效期范围内；无菌/清洁物品与污染物品分开放置，摆放有序，合理。	2 1 1 1	用物缺1项扣0.5分 摆放不合理扣2分
操作中（70分）	1. 操作前进行有效洗手。 2. 核对患者 （1）清醒患者应进行反向查对（两个及以上信息点核对患者身份）； （2）昏迷患者除查对腕带信息外，还应与患者家属或另一名医护人员核对患者信息； （3）若为输血或配血标本，必须两人核对无误或单人双次核对无误后，方可采集。 3. 告知：再次确认宣教效果，告知采血目的，如有不适及时告知。	2 6 4	1项未做到扣相应分值

项目	指引标准	分值	扣分标准
	4. 体位及采血部位的暴露		
	（1）坐位采血（门诊患者）：患者侧身坐，上身与地面垂直，将手臂置于稳固的操作台面上，肘关节置于垫巾上，使上臂与前臂呈直线，手掌略低于肘部，充分暴露采血部位。	2	
	（2）卧位采血（病房患者）：患者仰卧，使上臂与前臂呈直线，手掌略低于肘部，充分暴露采血部位。	2	
	（3）体位对某些检测项目（如肾素、血管紧张素、醛固酮等）的检测结果有明显影响，需遵循医嘱要求的体位进行采血。	2	
	5. 穿刺静脉的选择		
	（1）首选手臂肘前区静脉，优先顺序依次为正中静脉、头静脉及贵要静脉。	2	
	（2）当无法在肘前区的静脉进行采血时，也可选择手背的浅表静脉。全身严重水肿、大面积烧伤等特殊患者无法在肢体找到合适的穿刺静脉时，可选择颈部浅表静脉、股静脉采血。	2	1 项未做到扣相应分值
	（3）不宜选用手腕内侧的静脉，穿刺疼痛感明显且容易损伤神经和肌腱。不宜选用足踝处的静脉，可能会导致静脉炎、局部坏死等并发症。	2	
	（4）其他不宜选择的静脉包括：乳腺癌根治术后同侧上肢的静脉（3 个月后，无特殊并发症可恢复采血），化疗药物注射后的静脉，血液透析患者动静脉造瘘侧手臂的血管，穿刺部位有皮损、炎症、结痂、瘢痕的血管。	2	
	6. 绑扎止血带		
	（1）止血带绑扎在采血部位上方 5 ~ 7.5 cm 的位置，宜在开始采集第一管血时松开止血带，使用时间不宜超过 1 分钟。	2	
	（2）如止血带需要在一个部位使用超过 1 分钟，宜松开止血带，等待 2 分钟后再重新绑扎。	2	
	（3）若绑扎止血带的部位皮肤有破损，宜选择其他的采血部位。	2	
	（4）在穿刺时可让患者攥拳（不可反复拍打采血部位），使静脉更加充盈，以利于成功穿刺。	2	

项目	指引标准	分值	扣分标准
	（5）穿刺成功后宜让患者放松拳头，尽量避免反复进行攥拳的动作。	2	
	（6）注意：乳酸如使用静脉血检测（首选动脉血检测）宜在不绑扎止血带的情况下采血，或穿刺成功后松开止血带待血液流动至少 2 分钟后采集。	2	
	7. 消毒		
	（1）以穿刺点为圆心，以圆形方式自内向外进行消毒，消毒范围直径 5 cm，消毒 2 次。	2	
	（2）消毒剂发挥作用需与皮肤保持接触至少 30 秒钟，待自然干燥后穿刺，可防止标本溶血及灼烧感。	2	
	（3）如静脉穿刺比较困难，在消毒后需要重新触摸血管位置，需在采血部位再次消毒后穿刺。	2	
	8. 血液标本采集顺序 血培养瓶→柠檬酸钠抗凝采血管→血清采血管（包括含有促凝剂和 / 或分离胶）→肝素抗凝采血管（含有或不含分离胶）→ EDTA 抗凝采血管（含有或不含分离胶）→葡萄糖酵解抑制采血管。	4	1 项未做到扣除相应分值
	9. 摇匀：含有添加剂的采血管宜立即轻柔颠倒混匀，轻轻摇匀 5 ~ 8 次，避免剧烈震荡，以避免溶血。	3	
	10. 拔针与穿刺点止血		
	（1）先松开止血带，从采血针 / 持针器上拔出最后一支采血管，从静脉拔出采血针。	2	
	（2）拔出采血针后，在穿刺部位覆盖无菌棉签、棉球或纱布等，按压穿刺点 5 分钟（止血功能异常的患者宜适当延长时间），直至出血停止。	2	
	（3）不宜曲肘按压。	2	
	（4）如在正确按压止血的前提下出现血肿或出血持续时间超过 5 分钟，可请临床医生对患者凝血功能进行评估及处理。	2	
	（5）对于已形成的血肿或淤青，24 小时内可给予冷敷止血，避免该侧肢体提拎重物，24 小时后可热敷以促进淤血吸收。	2	
	11. 如出现以下情况，需立即停止采血，并做好应急处理： （1）在采血过程中，如穿刺部位快速形成血肿或采血	3	

项目	指引标准	分值	扣分标准
	管快速充盈，怀疑穿刺到动脉，立即终止采血并拔出采血针，按压采血部位 5～10 分钟，直至出血停止。如需要，可在其他部位进行静脉穿刺。	3	1 项未做到扣除相应分值
	（2）在采血过程中，如患者感到在穿刺部位近端或远端有放射性的电击样疼痛、麻刺感或麻木感，怀疑穿刺到神经，立即终止采血并拔出采血针止血。必要时可请临床医生对患者神经损伤程度进行评估及处理。	3	
	（3）患者在采血过程中出现晕厥，宜立即停止采血，拔出采血针止血，观察患者意识恢复情况及脉搏、呼吸、血压等生命体征，如生命体征不稳定宜立即呼叫急救人员进行应急处理。		
操作后处理（10）	1. 核对无误后，将条形码粘贴于采血管，及时送检并执行医嘱。	2	1 项未做到扣除相应分值
	2. 观察患者采血后的反应，及时评价穿刺部位按压的效果，发现异常及时处理。	3	
	3. 若发生针刺伤、职业暴露，按职业防护要求做相应的处理及记录。	3	
	4. 按《医疗废物管理条例》《消毒技术规范》对用物做相应处理。	1	
	5. 有效洗手。	1	

管道护理管理工作指引

外周静脉留置针操作质量工作指引（100分）

项目	指引标准	分值	扣分标准
评估 （15分）	1. 掌握患者的一般情况（年龄、病情、过敏史及心肺功能等）。	1	1项做不到扣相应分值
	2. 静脉治疗方案：选择使用最有可能持续医嘱治疗的全程的静脉部位，首选上肢静脉。	2	
	3. 掌握穿刺部位局部评估（静脉、皮肤、肢体活动度等）。		
	（1）穿刺部位应避开关节屈曲部位，包括手腕和肘窝部位。建议选择前臂血管。	1	
	（2）除必要时，避免使用下肢静脉。	1	
	（3）对于儿童患者可考虑穿刺手部、前臂、上臂静脉。	1	
	（4）接受乳房根治术和腋下淋巴结清扫术的患者应选健侧肢体进行穿刺，有血栓史和血管手术史的静脉不应进行置管。	2	
	4. 根据评估情况，选择合适的穿刺工具		
	（1）头皮钢针的使用仅限于单剂量的给药，且不可留置。	1	
	（2）对于持续腐蚀性药物治疗、胃肠外营养渗透压超过900 mOsm/L 的液体药物，不应使用外周静脉留置针。	2	
	（3）型号：大部分输液治疗选择 20～24 G。新生儿、儿童、老人使用 22～24 G。需要快速补液，考虑使用 16～20 G。血液输注时，使用 20～24 G 的导管。	2	
	（4）尽量选择安全密闭式静脉留置针。	1	
	（5）建议使用无针输液接头。	1	
查对 （10分）	两个及以上信息点核对患者身份，如为清醒患者应自述，反向查对。	10	未使用两种方式扣10分，未用两种以上扣5分

续表

项目	指引标准	分值	扣分标准
消毒 （10分）	1. 消毒液选择：皮肤消毒首选氯己定含量＞0.5%的乙醇溶液。对氯己定有禁忌时，也可以使用碘酒、碘伏或75%乙醇，对于早产儿及小于2个月的婴儿，慎用氯己定消毒液。	1	1项做不到扣相应分值
	2. 瓶口消毒2次。	1	
	3. 穿刺部位有效消毒2次，如需要备皮应用一次性剪刀修剪毛发，不建议使用刮刀。	2	
	4. 消毒面积大于敷贴面积，8 cm×8 cm皮肤消毒范围直径应≥8 cm。	2	
	5. 经输液接头（或接口）进行输液及推注药液前，应使用消毒剂多方位擦拭各种接头（或接口）的横切面及外围，用力擦拭，大于等于15秒钟。	2	
	6. 应自然待干。	2	
穿刺 （10分）	1. 止血带扎在穿刺点上方10 cm处，止血带只用于1名患者。	1	穿刺过程违反操作规范扣相应分值，穿刺1次未成功根据血管情况酌情扣2~8分
	2. 松紧度适宜、时间不超过2分钟。	1	
	3. 规范穿刺，1次成功。穿刺次数不应超过2次，总次数不得超过4次。	8	
固定 （10分）	1. 选择透明无菌敷料固定穿刺针，以穿刺点为中心无张力无缝隙固定，敷贴要将白色隔离塞完全覆盖。	2	未做到扣2分
	2. 使用高举平台法对延长管进行U型固定，肝素帽（接头）要高于导管尖端水平且与血管平行，勿压血管。附管接口朝外。	5	未做到U型固定扣2分，未做到高举平台肝素帽高于导管尖端扣3分

项目	指引标准	分值	扣分标准
	3. 根据敷料受损程度和材质，及时更换。 4. 含纱布敷料每 48 小时更换 1 次。 5. 透明的半透膜敷料。	3	未做到扣 3 分
记录 （2分）	1. 标注穿刺日期、时间和操作者的姓名。 2. 标签不要被覆盖、遮挡，不得覆盖穿刺点。	1 1	1 项 做 不 到扣 1 分
调滴数 （3分）	滴速应根据医嘱、药物的性质、患者的情况准确调节。	3	未做到扣 3 分
巡视 宣教 （10分）	1. 输液过程中加强巡视，观察输液部位、管路有无脱出、断裂及有无并发症等，并及时处理。 2. 危重症 / 麻醉后镇静患者或有认知障碍的患者，应每 1 次 / 1 ~ 2 小时。 3. 新生儿 / 儿童，应 1 次 / 小时。注射发泡剂，至少每小时或更高。 4. 外周静脉留置针至少 1 次 / 4 小时。	5	巡视不到位或观察处理不及时扣1分，出现并发症酌情扣 2 ~ 5 分
	5. 告知患者注意事项：不随意调滴速、敷料勿沾水、勿接触丙酮、乙醚等有机溶剂，不宜在穿刺部位使用抗菌油膏、穿刺肢体不能剧烈运动及长时间下垂，若穿刺部位肿胀、疼痛、渗液、渗血时、敷料松动、污染等时及时报告。	5	患者不知晓 1 项扣 1 分
冲封管 （15分）	1. 评估留置情况。	2	
	2. 使用不含防腐剂的 0.9% 氯化钠溶液 （1）首选一次性器材用于冲管和封管，可降低 CR-BSI 及节约护理时间。 （2）不要使用瓶装或袋装溶液作为冲封管液。不允许使用灭菌水作为冲管液。 （3）用不低于输液系统 2 倍的溶液量冲管。成人使用 USP 封管。新生儿及儿童使用 0.5 ~ 10 U/ML 肝素液或 USP。	2	封管液选择不正确扣 2 分
	3. 冲封管时间 （1）静脉输液前后。 （2）输血前、后。 （3）两种药物之间。 （4）不用于间歇输液的短外周导管应 24 小时封管 1 次。	2	未按标准冲管扣 5 分

项目	指引标准	分值	扣分标准
	4. 脉冲式冲管（大鱼肌）。冲管如果遇到阻力或者抽吸无回血，应进一步确定导管的通畅性，不应强行冲洗导管。	3	未规范脉冲式冲管扣 3 分，强行冲管扣 5 分
	5. 2-A、分隔膜接头封管：先靠近针座处夹紧小夹子，再断开连接。	2	夹子未夹至根部，扣 2 分，其余 1 项未做到扣 2 分
	6. 2-B、正压接头封管：先匀速旋离注射器，断开连接，再靠近针座处夹紧小夹子。	2	
	7. 导管内无回血。	2	有回血扣 2 分
拔针（10 分）	1. 评估拔管指征 （1）若不再属于护理计划的一部分，或已有 24 小时或更长时间未用过，应拔除。 （2）当患者有系统性并发症，包括但不限于以下症状应拔除：①不论有无触诊，患者自觉任何程度的疼痛或压痛；②颜色的改变（发红或发白）；③皮温的改变（发热或发冷）；④水肿、硬结、渗液或有脓液；⑤其他，如堵管或无回血。 （3）结合《视觉输液静脉炎》量表评估拔管情况。 2. 零角度去除贴膜。 3. 拔针后，正确按压穿刺点。 4. 确认拔出导管完整性。	5 1 2 2	未做到扣相应分值
人文关怀（5 分）	操作过程中体现人文关怀。	5	综合操作过程未做到扣 1 ~ 5 分

常见管道管理工作指引（100分）

项目	指引标准		分值	扣分标准
规范置管（2分）	1. 及时评估患者，告知各导管留置目的及配合事项、签署知情同意书。		1	落实护理技术操作标准扣分要求
	2. 按操作规程置管（详见护理技术操作标准）。 3. 若为术中置管，应与术者、手术室护士认真交接各引流管的名称及置管部位。		1	
管道的基础护理（15分）	1. 置胃管者：口腔护理2次/日，保持口腔清洁、无异味；冲管2次/日（胃肠吻合手术除外），置管侧鼻孔涂液状石蜡1次/日。		2	1项不符合要求扣相应分值
	2. 置鼻肠管者			
	（1）每次喂养前查看刻度，判断管道是否在合适位置。		1	
	（2）保持管道通畅，每次输注前后、连续输注过程中每间隔4小时都要做好冲管（30～50 mL温开水、脉冲式）及包裹管口。		1	
	（3）输注过程床头抬高30°～40°。		1	
	（4）余同胃管。		1	
	3. 置胃空肠造瘘管者			
	（1）每次输注前后、连续输注过程中每间隔4小时、特殊注药前后，均以温开水30～50 mL冲洗管道，防止营养液残留堵塞管腔。		1	
	（2）保持造口周围皮肤干燥、清洁，防止造瘘口周围皮肤损伤。		1	
	4. 置尿管者：尿道口护理2次/日，保持会阴部清洁。		1	
	5. 置腹腔、盆腔引流管、T管者：每隔1～2小时挤捏引流管1次，从导管近段向远端挤捏。		2	
	6. 切口引流管：切口引流管、VSD负压引流的患者：每隔1～2小时挤捏引流管1次，从导管近段向远端挤捏；		2	
	7. 保持切口引流管周围皮肤干燥、清洁。		2	
管道固定（20分）	胃管（3分）	1. 用导管固定装置（L型）固定胃管于鼻翼部。	1	1项不符合要求扣相应分值
		2. 一次性胃肠减压器，卧位时固定于枕旁、站位时固定于前胸衣服上（平病员服第一纽扣）。	1	
		3. 导管固定装置（L）如有松动及时更换。	1	

续表

项目		指引标准	分值	扣分标准
管道固定（20分）	鼻肠管（3分）	1. 管道的体外部分在鼻翼及脸颊用导管固定装置（L型、A型）做好双固定（如有胃肠减压管，要分开固定）。	1	1项不符合要求扣相应分值
		2. 首次置管后借助X线检查确定导管位置；每次输注前均需观察管道外露长度有无变化，判断管道是否移位。	2	
	胃、空肠造瘘管（2分）	置、空场造瘘管者采用手术缝线将其固定于腹壁，必要时再用导管固定装置，进行二次固定。	2	
	尿管（4分）	1. 用导管固定装置固定尿管，男性患者固定于腹股沟或下腹部；女性患者固定于大腿内侧上1/3处（近会阴处）。	1	
		2. 平躺时将尿袋悬挂病床两侧，以免牵拉脱管；站位时将尿袋固定于大腿下1/3。	1	
		3. 不合作、烦躁患者，应穿内裤或裤子，必要时约束肢体，防止自行拔管。	1	
		4. 导管固定装置如有松动，及时更换。	1	
	切口引流管（4分）	1. 用导管固定装置妥善固定切口引流管，保持引流袋位置低于引流口水平，防止引流液逆流。	1	
		2. 同一部位置2根以上引流管时做好编号标识。	1	
		3. 翻身及更换体位前妥善固定切口引流管，防止因牵拉导致引流管脱出。	1	
		4. 确保引流管引流通畅，避免打折、扭曲及受压。	1	
	腹/盆腔引管T管（4分）	1. 用导管固定装置妥善固定引流管，保持引流袋或引流球位置低于引流口水平，防止引流液逆流。导管固定装置如有松动，及时更换。	1	
		2. 卧位时引流袋固定于病床两侧，站位时固定于上衣衣襟或大腿上1/3裤子上。	1	
		3. 翻身及更换体位前妥善固定引流管，防止因牵拉导致引流管脱出。	1	
		4. 保持引流管引流通畅，避免打折、扭曲及受压。	1	

项目		指引标准	分值	扣分标准
标识 要求 （3分）		1. 标签书写规范：需注明导管名称、置管日期，胃管还需注明插入长度；CVC 管还需注明内置长度、更换敷料时间及操作者姓名；PICC 管还需注明内置长度、外露长度（一般外露长度为 3 ~ 5 cm）及臂围。	1	
		2. 标签粘贴规范：粘贴于导管末端 10 cm 处，用透明胶布覆盖标签。	1	
		3. 各导管连接的引流袋用红笔标注相应的导管名称及更换日期。	1	
观察 内容 （25分）	胃管 （4分）	1. 观察引流液颜色、性质、量，发现出血、引流不畅、引流液少（10 mL 以下）或过多（≥ 1 000 mL）异常及时通知医生并处理。	2	1 项不符合要求扣相应分值
		2. 及时巡视病房，当胃减器内容物满 2/3 时通知护士给予处理，保持持续有效的负压吸引。	2	
	鼻肠管 （5分）	1. 倾听患者主诉，注意有无腹泻、腹胀、恶心，呕吐等胃肠道不耐受症状。若患者出现上述不适，应查找原因，针对性采取措施如减慢速度、降低浓度或遵医嘱应用促胃肠动力药物，若对乳糖不耐受，应改用无乳糖配方营养制剂。	2	
		2. 若患者突然出现呛喉，呼吸急促或咳出类似营养液的痰液时，疑有误吸可能，要立即停止滴注，鼓励和刺激患者咳嗽，排出吸入物和分泌物，必要时经鼻导管或气管镜清除误吸物。	3	
	胃、空肠造瘘管 （3分）	观察患者有无急性腹膜炎的表现：若患者突然出现腹痛、造瘘管周围渗出或腹腔引流管引流出类似营养液的液体，应怀疑喂养管移位致营养液进入游离腹腔。需立即停止输注并报告医师，尽可能协助清除或引流出渗漏的营养液。	3	
	尿管 （3分）	1. 观察引流液颜色、性质、量，保持引流通畅，发现异常及时通知医生，并处理。	2	
		2. 尿袋内的尿液超过 1/2 ~ 1/3 时，及时倾倒尿液。	1	

项目		指引标准	分值	扣分标准
	切口引流管（5分）	1. 观察切口引流液颜色、性质、量，发现异常及时通知医生并处理。	1	
		2. 观察伤口引流管是否通畅、衔接部位是否松动、胶布是否卷边、固定是否稳妥、舒适，避免引流管打折、受压，每1～2小时捏挤导管1次。	1	
		3. 行VSD负压引流的患者，压力范围为0.017～0.060 MPa	1	
		4. 每班需查看切口引流管的外露长度是否与术后首次交接一致，若有滑出及时处理。	1	
		5. 每日准确记录引流量，夜班护士每日晨起及时记录并倾倒引流液。	1	
	腹/盆腔引管T管（5分）	1. 观察引流液颜色、性质、量，发现异常及时通知医生并处理。	2	
		2. 观察引流管是否通畅、衔接部位是否松动、胶布是否卷边、固定装置是否稳妥、舒适；负压引流装置要保持负压状态。	2	
		3. 观察腹部症状体征、生命体征、有感染征象及异常时，及时与医生沟通解决。	1	
记量（3分）		1. 每日9时将前一日引流液弃去。	1	1项不符合要求扣相应分值
		2. 准确评估引流液的量，并将各引流液量记录在前一日体温单空格栏内，注意保持医护一致。	2	
健康教育（25分）	胃管（5分）	1. 告知卧位和站位时胃管的固定方法及保持通畅的配合事项。	1	1项不符合要求扣相应分值
		2. 保持有效的负压，当胃减器内容物满2/3时通知护士给予处理。	2	
		3. 置管期间，鼓励患者勤漱口，防止口干。	1	
		4. 活动时尽量避免胃管左右摇晃，以免造成恶心、呕吐等不适。	1	

项目		指引标准	分值	扣分标准
	鼻肠管及胃、空肠造瘘管（5分）	1. 保持喂养管通畅，患者翻身、床上活动时防止压迫、折叠、扭曲、拉扯喂养管。	2	1项不符合要求扣相应分值
		2. 喂养管通常只用于营养液的输注，如需注入药物，务必参考药物说明书，药物经研碎、溶解后再注入，避免与营养液混合而凝结成块附着在管壁或堵塞管腔。	3	
	尿管（3分）	1. 告知保持引流通畅、避免牵拉，不能强行拔出尿管，以免损伤尿道。	2	
		2. 患者鼓励多饮水每日 2 500 mL，预防泌尿系感染。	1	
	切口引流管（7分）	1. 将留置切口引流管安全注意事项作为常规术前宣教，术后再次强化宣教管路的重要性、保护方法及注意事项。	1	
		2. 告知患者更换衣服、更换卧位、使用大小便器、下床及翻身时，需先对切口引流管充分固定后扶托导管再进行。	2	
		3. 观察引流液的颜色、性质及量，有异常及时处理或通知医生。	2	
		4. 对意识不清、躁动、年龄 ≤ 7 岁、年老（ ≥ 70 岁）、不合作的患者，必要时征得家属同意予适当约束。	2	
	腹/盆腔引管T管（5分）	1. 告知卧床、活动时导管的固定方法、保持引流通畅及防导管脱落的配合事项。	2	
		2. 观察引流液的颜色、性质及量，有异常及时处理或通知医生。	3	
防导管意外滑脱（7分）		1. 按要求进行防导管滑脱评估，高危者做好交接班。	2	
		2. 向患者及家属宣教防导管滑脱注意事项。	2	
		3. 悬挂防导管滑脱标识。	1	
		4. 护士掌握导管脱落应急预案及流程。	2	

脑室引流管管理工作指引（100分）

项目	指引标准	分值	扣分标准
管道的基础护理（30分）	1. 引流管的安置 （1）妥善固定引流管及引流装置，使引流管开口高于侧脑室平面 10 ~ 15 cm，以维持正常的颅内压。	3	1 项不符合要求扣相应分值
	（2）需要搬动患者时，应将引流管暂时夹闭，防止脑脊液反流，引起逆行感染。	3	
	2. 控制引流速度 （1）术后早期若引流过快、过多，可使颅内压骤然降低，导致脑移位，故早期应适当抬高引流瓶的位置，以减慢流速，每日引流量小于 500 mL 为宜，待颅内压力平衡后再降低引流瓶。	4	
	3. 保持引流通畅 （1）引流管长度要适宜，防止引流管折叠、扭曲和受压。	1	
	（2）适当限制患者头部活动范围，活动及翻身时避免牵拉引流管。	2	
	（3）观察引流管是否通畅，若引流管内不断有脑脊液流出、管内液面随患者呼吸、脉搏上下波动表明引流管通畅。	2	
	4. 若引流管内无脑脊液流出 （1）颅内压低于 120 ~ 150 mmH$_2$O，证实的方法是将引流管降低高度后有脑脊液流出。	2	
	（2）管口吸附于脑室壁，与医生沟通，协助将引流管轻轻旋转，使管口离开脑室壁。	2	
	（3）引流管被小血块或挫碎的脑组织阻塞，用无菌注射器轻轻向外抽吸，切不可注入生理盐水冲洗，观察是否有引流液流出。	2	
	5. 严格无菌技术操作 （1）保持整个引流装置无菌状态，操作时应先夹闭引流管，防止空气或脑脊液逆流入颅内。	1	
	（2）必要时作脑脊液常规检查或细菌培养。	1	
	6. 拔管 （1）脑室引流管一般放置 3 ~ 4 日，此时脑水肿已消退。	1	

项目	指引标准	分值	扣分标准
	（2）脑室引流管放置时间不宜超过 5～7 日，以免时间过长发生颅内感染。	1	
	（3）拔管前行 CT 检查，并遵医嘱试行抬高引流管或夹闭引流管 24 小时，以了解脑脊液循环是否通畅。	1	
	（4）若颅内压再次升高，患者出现头痛、呕吐等症状、生命体征、意识、瞳孔的改变，立即放低或开放夹闭的引流管，并通知医生。	2	
	（5）拔管前遵医嘱先夹闭引流管，以免管内液体流入脑室引起感染。	1	
	（6）拔管后切口处若有脑脊液漏出，立即告知医生处理，以免引起颅内感染。	1	
管道固定（10分）	1. 使用头网套及导管固定贴妥善固定脑室引流管，避免翻身时牵拉拔出导管，保证引流瓶连接管有足够的缓冲长度。	5	1 项不符合要求扣相应分值
	2. 头网套松紧适宜，固定有效，导管固定贴如有松动及时更换。	5	
标识要求（5分）	1. 标签书写规范：需注明导管名称、置管日期，还需注明外露长度，签全名。	3	1 项不符合要求扣相应分值
	2. 标签粘贴规范：粘贴于脑室引流瓶入口 10 cm 处，用透明胶布覆盖标签。	2	
观察内容（15分）	1. 观察并记录脑脊液的颜色、性质及量		1 项不符合要求扣相应分值
	（1）术后 1～2 日脑脊液可呈血性，以后转为橙黄色。	3	
	（2）若脑脊液中有大量血液、颜色逐渐加深，常提示脑室内出血，应立即通知医生处理。	3	
	（3）若脑脊液浑浊呈毛玻璃状或有絮状物，提示颅内感染。	3	
	2. 及时巡视病房，检查引流管是否通畅。	3	
	3. 患者朦胧、躁动时，与医生沟通，酌情使用镇静、镇痛药物，观察用药情况。	3	
倾倒（5分）	每日医生查房后及时倾倒引流液，并准确记录引流量。严格无菌操作，执行护理技术操作标准。	5	1 项不符合要求扣相应分值

项目		指引标准	分值	扣分标准
健康教育（25分）	置管前（5分）	向患者及家属说明置管的目的和意义。	5	1 项 不 符 合要求扣相应分值
	置管后（20分）	1. 告知患者使用约束带的目的及意义。	5	1 项 不 符 合要求扣相应分值
		2. 告知相关注意事项：告知患者及家属更换卧位、翻身时，需检查脑室引流管是否妥善固定，预留足够的缓冲长度后再进行。翻身活动时勿牵拉、扭曲、打折。	5	
		3. 告知患者家属切勿自行倾倒引流液。	2	
		4. 教会患者及家属发生意外时的正确处理方法：（1）若引流管接头松脱时，应立即用手捏紧靠近身体侧引流管，立即呼叫医护人员。	4	
		（2）若引流管脱落，应立即用手捏压伤口皮肤，及时报告医护人员进一步处理。	4	
防导管意外滑脱（10分）		1. 按要求进行防导管滑脱评估，高危者做好交接班。	2	1 项 不 符 合要求扣相应分值
		2. 向患者及家属宣教防导管滑脱注意事项。	3	
		3. 悬挂防导管滑脱标识。	1	
		4. 护士掌握导管脱落的应急预案及流程。	4	

胸腔闭式引流管管理工作指引（100分）

项目	指引标准	分值	扣分标准
管道的基础护理（40分）	1. 保持引流通畅 （1）胸腔闭式引流主要靠重力引流，水封瓶应置于引流管胸腔出口平面下 60 ~ 100 cm。	2	1 项 不 符 合要求扣相应分值
	（2）患者意识清醒，血压平稳，一般取半卧位，以利引流和呼吸。	2	
	（3）鼓励患者深呼吸和咳嗽，促使胸膜腔内气体及液体排出，使肺复张。	3	
	（4）引流管长度要适宜，防止引流管折叠、扭曲和受压。	2	

项目	指引标准	分值	扣分标准
	（5）定时挤压胸腔引流管，以免管腔被凝血块或脓块堵塞。	1	
	2. 保持引流系统的密闭性	2	
	（1）使用前应严格检查胸腔引流管及水封瓶有无裂缝，各衔接处包括皮肤出口处均要求密封，以避免发生漏气或滑脱。		
	（2）水封瓶的长管应没入水中 3～4cm。	2	
	（3）妥善固定引流管，在患者下床活动时或更换引流瓶时或搬运患者时，须将引流管钳闭，以防发生引流管衔接处滑脱，气体反流，造成气胸。	3	
	3. 保持引流系统的无菌		
	（1）胸腔闭式引流整套装置是无菌的，水封瓶内放置 500 mL 灭菌用水。	2	
	（2）每 24 小时更换并测量胸瓶内液体 1 次，必要时随时更换，量记录于体温单上，注意保持医护一致，更换时执行无菌操作。	4	1 项不符合要求扣相应分值
	（3）搬运患者或患者下床活动时，要双钳夹管，胸瓶不能高于胸腔。以防引流液倒流，造成胸腔感染。	3	
	4. 观察记录引流液的量、性质和速度		
	（1）开胸术后初 24 小时，引流液为血性液，呈暗红色，量一般为 300～500 mL，以后血性液体逐渐变为淡红色乃至血清样，量减少。	4	
	（2）若术后引流液为血性液，色鲜红，成人每小时超过 200 mL，持续 3 小时以上说明胸腔内有活动性出血，若伴有愈来愈多的气泡逸出，表示有肺裂伤或支气管裂伤的可能，应及时通知医生给予相应处理。	4	
	5. 拔管指征：一般胸腔引流后，48～72 小时内水柱停止波动，24 小时引流液少于 50 mL，脓液小于 10 mL，胸片示肺复张良好，即可拔管，拔管后 24 小时内，应注意观察患者的呼吸情况、局部有无渗液、出血、漏气、皮下气肿等，如发现异常，及时报告医生，协助处理。	6	
管道固定（5分）	1. 使用医用固定贴（C 贴）妥善固定胸腔闭式引流管，必要时使用胸带固定，避免翻身时牵拉拔出导管，保证引流瓶连接管有足够的长度以缓冲。	3	1 项不符合要求相应分值

项目	指引标准	分值	扣分标准
	2.胸带松紧适宜，起到固定作用，导管固定贴（C）如有松动及时更换。	2	
标识要求（3分）	1.标签书写规范：需注明导管名称、置管日期，还需注明内置长度、外露长度，签全名。 2.标签粘贴规范：粘贴于胸管末端 10 cm 处，用透明胶布覆盖标签。	2 1	1项不符合要求扣相应分值
观察内容（10分）	1.观察引流液颜色、性质、量，发现异常及时通知医生并处理。 2.及时巡视病房，当胸瓶内满 2/3 时给予处理，保持有效引流。 3.观察水柱波动情况：正常水柱随着呼吸而变化，上下波动 4~6 cm，表示引流通畅；水柱随呼吸无波动时，有两种情况：（1）引流管被血块堵塞，失去引流作用；（2）肺膨胀良好，已无残腔。	3 2 5	1项不符合要求扣相应分值
更换（3分）	每日倾倒引流液，准确记录引流量，并更换灭菌用水，水封瓶内放置 500 mL 灭菌用水，更换过程严格无菌操作，执行护理技术操作标准。	3	1项不符合要求扣相应分值
健康教育（30分）	置管前（5分） 1.向患者及家属说明置管的目的和意义。 2.告知患者插管过程中要屏气，不要深呼吸或咳嗽，以防刺破肺组织、引起气胸；若有不适，及时报告医生。	3 2	1项不符合要求扣相应分值
	置管后（25分） 1.告知患者取半卧位的目的，有利于呼吸和引流。 2.告知相关注意事项：告知患者及家属更换卧位、下床及翻身时，需首先对胸腔闭式引流管及引流瓶充分固定后再进行。翻身活动时勿牵拉、扭曲、打折、压迫胸管；活动宜慢，水封瓶勿剧烈晃动；外出检查时，除气胸外，需夹闭胸管，防止引流液逆流。 3.下床活动时，引流瓶保持在膝盖水平以下。 4.告知患者家属切勿自行倾倒或更换胸瓶内引流液。对意识不清、躁动、年龄≤7岁、年	2 4 3 4	

续表

项目		指引标准	分值	扣分标准
		老（≥ 70 岁）、不合作、有不自主摸索习惯的患者用约束带约束四肢，佩戴防滑脱手套。		1 项 不 符 合要求扣相应分值
		5. 告知患者有效咳嗽及深呼吸训练的意义，并教会具体方法。	6	
		6. 教会患者及家属发生意外时的正确处理方法：（1）若引流管接头松脱时，应立即用手捏紧靠近身体侧引流管，立即呼叫医护人员。（2）若引流管脱落，应立即用手捏压伤口皮肤，及时报告医护人员进一步处理。	6	
防导管意外滑脱（9分）		1. 按要求进行防导管滑脱评估，高危者做好交接班。	2	1 项 不 符 合要求扣相应分值
		2. 向患者及家属宣教防导管滑脱注意事项。	2	
		3. 悬挂防导管滑脱标识。	1	
		4. 护士掌握导管脱落的应急预案及流程。	4	

气管插管管理工作指引（100 分）

项目	指引标准	分值	扣分标准
管道的基础护理（45 分）	1. 气管插管的固定（1）气管插管外固定的牢固性是防止意外拔管的重要保障。一次性气管固定器不仅可防止患者咬合气管插管，还起到协助导管固定的作用。	5	1 项 不 符 合要求扣相应分值
	（2）如年老无牙或口腔有外伤的患者无法用气管固定器的患者，可采取气管插管与一次性注射器（1 mL）外固定。	5	
	（3）患者翻身时，注意托住呼吸机管道跟随。每班记录插管深度，如有滑脱，及时调整。	3	
	（4）每日做口腔护理时，注意观察口腔黏膜，放置固定器时注意插管的长度和防止挤压舌面等的发生。	3	
	2. 保持气道通畅，正确的吸痰护理（1）严格无菌操作，以免发生交叉感染。	3	
	（2）吸痰前要检查吸痰器压力，吸痰管是否通畅，外径不应该超过气管套管内径的一半。	3	

项目	指引标准	分值	扣分标准
	（3）吸痰前后充分给 2 分钟纯氧吸入。	3	
	（4）把握吸痰指征，出现咳嗽、痰鸣音、气道压力过高时及时吸痰。吸痰管在无负压状态下进入气道，一次吸痰时间不超过 15 秒钟。吸痰时密切注意患者心率、血氧饱和度变化及患者面部表情、肢体动作所表现出来的痛苦程度。	5	
	（5）根据痰液性状，加强气道湿化，防止痰痂形成。	2	
	3. 合理约束		
	（1）保护性约束属制动措施，故使用时间不能过长，病情稳定或治疗结束后应及时解除约束。需长时间约束者应定时更换约束肢体或每 2 小时活动肢体 1 次。	3	
	（2）约束时，患者平卧，四肢舒展，卧位舒适。约束带的打结处及约束带的另一端不得让患者的双手触及，也不能只约束单侧上肢或下肢，以免患者解开套结发生意外。	3	
	4. 有效的镇静、镇痛		
	（1）气管插管对咽喉部黏膜的刺激、压迫，使患者难以耐受、烦躁不安。遵医嘱给予镇静剂，如咪达唑仑、冬眠合剂持续静脉泵注，以减轻疼痛不适，减少呼吸肌做功而利于治疗。	3	
	（2）根据患者病情适时中断镇静剂的使用，直至患者能被唤醒，主管医生评估患者血氧饱和度、血气分析结果，尽早拔管。	4	
标识要求（3分）	1. 标签书写规范：需注明插管日期、插管长度，签全名。 2. 标签粘贴规范：用医用布胶带粘贴到固定器的空处。	2 1	1 项 不 符合 要 求 扣相 应 分 值
观察内容（12分）	1. 观察插管的通畅性、患者呼吸频率、血氧饱和度的情况，发现异常及时通知医生并处理。 2. 气道有分泌物时及时吸痰，注意观察痰液的性状、颜色和量。 3. 注意清楚患者对插管的反应，给予合理的解释，做好心理护理。	5 3 4	1 项 不 符合 要 求 扣相 应 分 值

续表

项目	指引标准	分值	扣分标准
更换 （11分）	1. 如有痰痂或血痂堵管，及时通知医师，协助医师重新插管。 2. 如发生气管插管意外拔管，及时启动拔管应急流程。	5 6	1项不符合要求扣相应分值
健康教育 （19分）	置管前 （5分）	1. 向患者及家属说明置管的目的和意义。 2. 签插管同意书，并告知插管过程中可能出现的风险。向患者及家属讲解插管的必要性，注意事项。	3 2	1项不符合要求扣相应分值
	置管后 （14分）	1. 病情允许的情况下，予患者抬高床头，取半卧位，有利于呼吸和预防肺部相关并发症的发生。 2. 定时翻身叩背，做好肺部护理，保持气道通畅。 3. 如有清楚患者，告知插管的重要性，取得配合，如不能配合时，给予适当的约束和镇静。	4 3 7	1项不符合要求扣相应分值
防导管意外滑脱 （10分）	1. 按要求进行防导管滑脱评估，高危者做好交接班。 2. 向清楚患者宣教防导管滑脱注意事项。 3. 悬挂防导管滑脱标识。 4. 护士掌握导管脱落的应急预案及流程。	3 2 1 4	1项不符合要求扣相应分值

成人氧气吸入管理工作指引（100分）

项目	指引标准	分值	扣分标准
仪表 （2分）	仪表端庄、着装整洁、符合职业要求。	2	
核对 （4分）	1. 双人核对医嘱单与治疗单。 2. 紧急情况时可在无医嘱的情况下进行氧疗。	2 2	1项未做到扣除相应分值
吸氧前的评估 （10分）	1. 对患者进行评估，根据评估结果选择和调整氧疗装置及方案。 2. 评估患者意识、呼吸状况及缺氧程度、气道通畅情况；是否患有基础疾病和有无高碳酸血症风险。	1 2	

项目	指引标准	分值	扣分标准
	3. 评估供氧设备：非一次性氧疗装置一人一用一消毒，应遵循 WS/T367 规定；使用氧气瓶时，先连接压力表，打开氧气阀，确保氧气瓶内气体压力 >0.2 MPa。	2	1 项 未 做 到 扣 除 相 应 分 值
	4. 选择给氧方式 （1）氧流量需求在 1 ~ 5 L/min 时，宜选择鼻导管给氧。 （2）氧流量需求在 5 ~ 10 L/min 时、不存在高碳酸血症风险时，宜选择普通面罩。 （3）氧流量需求在 6 ~ 15 L/min、不存在高碳酸血症风险时，宜选择储氧面罩。 （4）氧流量需求在 2 ~ 15 L/min、存在高碳酸血症风险时，宜选择文丘里面罩。 （5）氧流量需求在 8 ~ 80 L/min、pH ≥ 7.3 时，可选择经鼻高流量湿化氧疗，氧流量需求 15 L/min 者尤其适用。	5	
用物 准备 （4分）	1. 根据氧疗医嘱及环境情况，准备供氧设备（氧气瓶或中心供氧装置）、流量表、湿化装置、给氧装置及吸氧用物。使用氧气瓶时，要确保氧气瓶内气体压力 >0.2 MPa，必要时备扳手、推车。 2. 注意：所有用物均需符合规范，在有效期范围内；无菌 / 清洁物品与污染物品分开放置，摆放有序，合理。	2 2	用物缺一项扣0.5分 摆放不合理扣 2 分
操作 要点 （45分）	1. 操作前进行有效洗手。 2. 核对：患者信息、吸氧时间、吸氧方式及流量。 3. 患者取舒适体位，解释吸氧目的、方法及注意事项。 4. 确认流量表、给氧装置（含管路）、湿化装置，连接紧密。 5. 调节氧流量，流量应以流量计浮标中间位置为准，并检查装置是否通畅。 6. 佩戴氧疗装置 （1）使用鼻导管者，应将前端置于患者鼻孔中，深度为 1.5 cm 内。 （2）使用普通面罩者，应置于患者面部，将系带放于枕后，松紧适宜，保持面罩与面部贴合。 （3）使用储氧面罩者，在连接患者前，应检查单向活瓣是否工作正常，调节氧气流量，充盈储气袋。应置于患者面部，将系带放于枕后，松紧适宜，保持面罩与面部贴合。使用过程中应保持储气袋充盈避免塌陷。	2 3 3 3 3 2 3 4	1 项 未 做 到 扣 除 相 应 分 值

项目	指引标准	分值	扣分标准
	（4）使用文丘里面罩者，将面罩置于患者面部，将系带放于枕后，松紧适宜，保持面罩与面部贴合。先设定吸氧浓度，再调节氧流量，氧流量与文丘里装置标记保持一致。	4	
	（5）经鼻高流量湿化氧疗者：a.机器位置应低于或平行于患者。b.根据患者鼻孔大小选择合适的鼻塞，不超过鼻孔孔径的1/2为宜。c.设置温度、氧流量和氧浓度。d.连接鼻塞，调节固定带，松紧适宜。	8	
	7.停止氧疗时，应先取下鼻导管（面罩、鼻塞），再关闭流量表及氧气开关。	2	
	8.停用氧气瓶时，先关闭总开关，释放余氧后，再关闭流量开关。	4	
	9.停止经鼻高流量氧疗时，应待装置上的氧浓度降至21%后，再关机，拔除电源、气源；装置冷却后，取下湿化液罐。	4	
氧疗过程的观察与监测（20分）	1.观察患者的意识状态、心率、呼吸、发绀改善程度及氧疗并发症。	2	1项观察不到位扣除相应分值
	2.观察鼻腔黏膜情况，黏膜干燥时使用水基润滑剂涂抹。	1	
	3.观察管路与患者的连接情况，管道破损、断裂和可见污染时立即更换。经鼻高流量管路存有积水时应立即清除。	2	
	4.评价SpO$_2$或动脉血气分析结果，未达目标SpO$_2$范围、临床表现或动脉血气分析结果未改善或进一步恶化，要及时告知医生。	2	
	5.如患者出现胸骨后灼热感、疼痛、呼吸增快、恶心、呕吐、烦躁、干咳、进行性呼吸困难、血氧饱和度下降等疑似氧中毒情况时，应立即通知医生，遵医嘱处理。	3	
	6.如患者出现SpO$_2$下降、神志改变、呼吸变快进而变慢、心率变快或减慢、尿量减少等变化，则有高碳酸血症可能，应根据医嘱给予动脉血气分析。	3	
	7.预防医疗器械相关压力性损伤：选择适宜型号的鼻导管、面罩，正确佩戴，对器械下方和周围受压皮肤进行评估。对易发生压力性损伤者，要增加皮肤评估频次，并采取有效预防措施。	3	

项目	指引标准	分值	扣分标准
	8. 吸氧流量 ≥ 4 L/min，或环境干燥、呼吸道分泌物多、黏稠不易排出，吸氧流量 <4 L/min 但患者主诉上呼吸道干燥不适时，应给予湿化。	2	
	9. 吸氧流量 >15 L/mim、采用经鼻高流量湿化氧疗及经气管插管、气管切开等人工气道行氧疗者，宜使用加温湿化。	2	
健康教育（10分）	1. 告知患者、家属或陪护人员氧疗过程中不可自行调节流量。	2	1 项未做到扣除相应分值
	2. 告知意识清楚者如何摘、戴氧疗装置及移除氧疗装置的时机。	2	
	3. 告知患者、家属或陪护人员氧疗过程中如出现头痛、头晕、鼻黏膜干燥等症状时及时告知医务人员。	2	
	4. 告知患者及探视者用氧时禁止吸烟，避免使用明火，避免附近放置不稳定、易燃的物品，如油剂、乙醇等。	4	
操作后处理（5分）	1. 湿化液应使用无菌蒸馏水或灭菌注射用水，并严格无菌操作。	1	1 项未做到扣除相应分值
	2. 重复使用的湿化装置，其湿化液和湿化瓶的清洁、消毒与更换，应遵循 WST510-2016 规定。	2	
	3. 按《医疗废物管理条例》《消毒技术规范》对用物做相应处理。	1	
	4. 有效洗手。	1	

规范性引用文件

----

［1］张玉侠．实用新生儿护理学［M］．北京：人民卫生出版社，2016：80-83．

［2］任辉，向国春．临床常见症状体征观察与护理［M］．北京：人民军医出版社，
2011：88-107．

［3］李乐之，路潜．外科护理学［M］．北京：人民卫生出版社，2012：202．

［4］徐波，耿翠芝．肿瘤治疗血管通道安全指南［M］．北京：中国协和医科大学出版
社，2015：31-150．

［5］陈香美．血液净化标准操作规程［M］．北京：人民军医出版社，2010：6．

［6］么莉．护理敏感质量指标实用手册［M］．北京：人民卫生出版社，2016：106-108．

［7］尤黎明，吴瑛．内科护理学［M］．北京：人民卫生出版社，2017，06：568．

［8］中华医学会糖尿病学分会．中国2型糖尿病防治指南（2017年版）［J］．中华糖尿
病杂志，2018，10（1）：4-67．

［9］郭航远，马长生，李毅刚等．CCU手册［M］．杭州：浙江大学出版社，2008：1-11．

［10］杨紫颖．最新心血管疾病专科护理管理创新与护理工作流程及护士核心能力培训
指导［M］．北京：人民卫生出版社，2014：302-306．

［11］周立，王蓓，毛燕君．介入治疗护理管理与操作［M］．北京：人民军医出版社，
2012：81-104．

［12］汪炎明．心血管内科临床护理操作规范与护患礼仪沟通技巧及质量安全管理考核
标准实用手册［M］．北京：人民卫生科技出版，2009：468-470．

［13］陈燕，刘雪莲，金醒昉．手术室全过程质量控制手册［M］．北京：人民卫生出
版社，2017：12-26．

［14］郭莉．手术室护理实践指南［M］．北京：人民卫生出版社．2019：5-12．

［15］王益锵．护理质量评价标准［M］．北京：中国科学技术出版社，2005：51-55．

［16］史冬雷，刘晓颖，周瑛．急诊预检分诊专家共识［J］．中华急诊医学杂志，2018，
27（6）：599-604．

［17］曹岚，唐春炫.复尔凯螺旋型鼻肠管的临床应用及护理［J］.解放军护理杂志，2003，20（7）：51-52.

［18］李小寒，尚少梅.基础护理学（5版）［M］.北京：人民卫生出版社，2012：222-235.

［19］蔡虹，高凤莉.导管相关感染防控最佳护理实践专家共识［M］.北京：人民卫生出版社，2019：10-178.

［20］林玉兰.肠内营养的护理问题及对策［J］.解放军护理杂志.2000，17（5）：52-53.